Dr. med. Dietlinde Burkhardt

Das Handbuch der Laborwerte

Was Untersuchungen über den Gesundheitszustand aussagen. Tipps zur Normalisierung von Blutbild, Zucker, Cholesterin und Hormonen

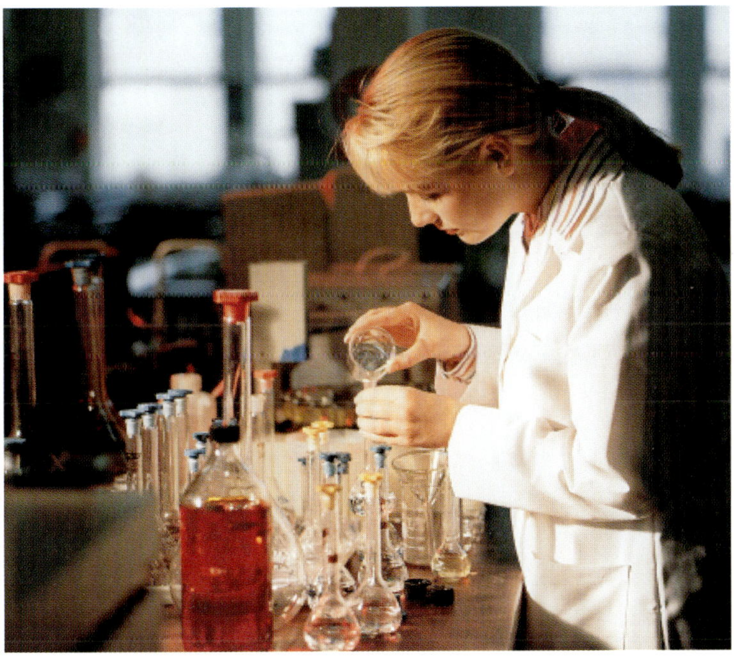

SÜDWEST

Inhalt

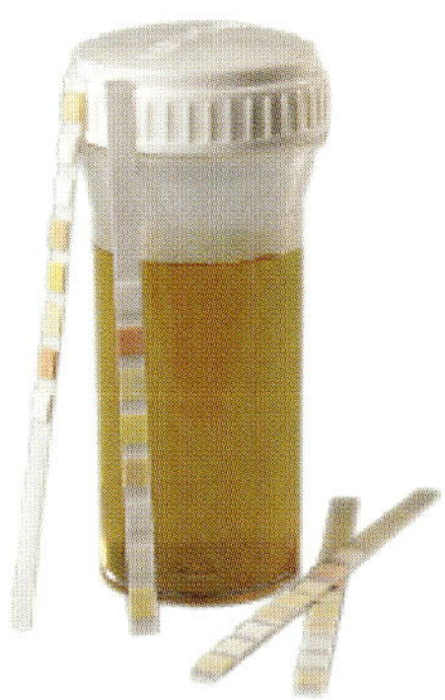

Mit einem einfachen Teststreifen können im Urin abweichende Werte ermittelt werden.

Sport und Bewegung sind gesund: Qi-Gong-Übungen wie die bekannten Brokatübungen beugen Herz- und Kreislauferkrankungen vor.

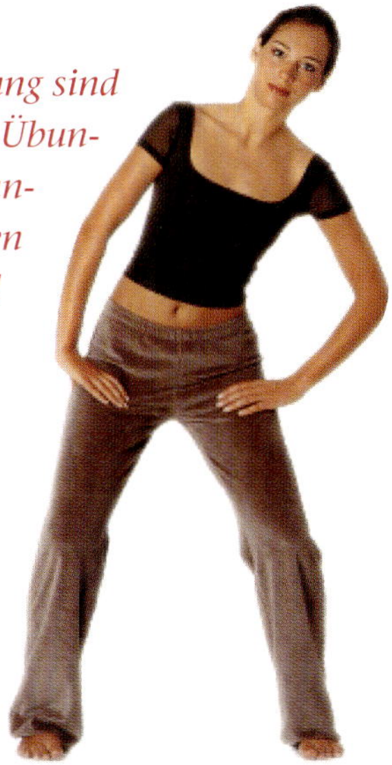

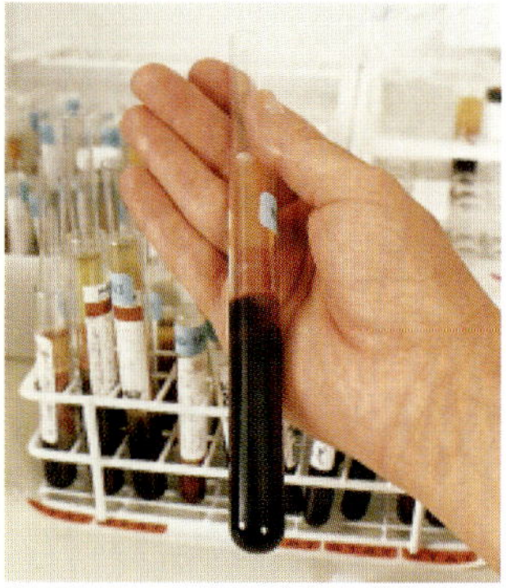

Blutröhrchen im Labor: Blut spiegelt den Gesundheitszustand des Körpers wider.

Die meisten Laboruntersuchungen werden heute routinemäßig in Großlabors mit speziellen Geräten bzw. weitgehend automatisch durchgeführt. Die Befunde werden mit Hilfe von Computern erfasst und berechnet. In der Arztpraxis selbst werden – wenn überhaupt – nur noch wenige Laboruntersuchungen vorgenommen.

Allgemeines über Laborwerte

Normalwerte und ihre Grenzen

Labortests geben Hinweise auf Zustand und Funktionsfähigkeit vieler Organe im menschlichen Körper sowie auf Art und Schweregrad zahlreicher Erkrankungen. Die ermittelten Untersuchungsergebnisse lassen sich in entsprechenden Zahlenwerten ausdrücken.

Um die Ergebnisse der Untersuchungen beurteilen und krankhafte Abweichungen erkennen zu können, werden sie mit Durchschnittswerten verglichen, die als Normal- oder Referenzwerte bezeichnet werden. Dieser Durchschnitt wird anhand der Werte einer großen Anzahl gesunder Menschen ermittelt. Ein gewisser Spielraum mit Ober- und Untergrenzen ist darin enthalten, da die Werte Schwankungen durch verschiedene Einflüsse unterworfen sind.

Schwankungen der Normbereiche

Die Grenzen zwischen Normbereich und krankhaften Werten können Veränderungen unterliegen. Mit neuen Erkenntnissen oder zunehmenden Erfahrungen in der Medizin werden manche Angaben für Normalwerte im Lauf der Zeit geändert. Fachleute diskutieren immer wieder darüber, um allgemein anerkannte Empfehlungen festzulegen, wann Abweichungen wirklich behandlungsbedürftig sind.

Auch hinsichtlich der Messmethoden entstehen Schwankungen: So gibt es von Labor zu Labor Unterschiede bei den Referenzbereichen, die jedoch in der Regel nur geringfügig ausfallen. Dies ist zumeist auf unterschiedliche Untersuchungsmethoden zurückzuführen. Bei den meisten Untersuchungen ist es sinnvoll, diese laborspezifischen Normalwerte zu berücksichtigen. Sie sind normalerweise auf dem Befund-

bericht des Labors mit angegeben, den der behandelnde Arzt vom Labor erhält. Dabei ist außerdem zu beachten, dass es für einige Werte auch noch verschiedene Maßeinheiten gibt.
Obwohl Geräte und Arbeitsmethoden in den Labors strengen Kontrollen unterliegen, sind auch geringfügige fehlerhafte Abweichungen der Werte, z. B. durch unsachgemäße Techniken bei der Blutabnahme oder Lagerung der Proben, nicht immer ganz auszuschließen.

Was die Werte beeinflusst

Individuelle Schwankungen zeigen sich bei jedem einzelnen Menschen. Diese Unterschiede sind von zahlreichen Faktoren abhängig. Es gibt unveränderliche Einflussgrößen wie etwa das Geschlecht. Andere Faktoren wie Alter, Ernährung, Trainingszustand, biologische Rhythmen (z. B. Menstruationszyklus), Schwangerschaft sowie die Einnahme von Drogen oder Medikamenten ändern sich im Lauf des Lebens. Einige Werte werden kurzzeitig beeinflusst durch körperliche Belastung, Nahrungsaufnahme oder die Tageszeit unmittelbar vor bzw. zum Zeitpunkt der Probenentnahme. Beispielsweise können Menge und Art der Nahrung, die bis zu mehreren Stunden vor einer Blutentnahme aufgenommen wurde, einige Werte deutlich verändern. Deshalb sollte man bei bestimmten Untersuchungen (z. B. Blutfett oder Blutzucker) nüchtern sein.
All diese Einflussfaktoren müssen vom Arzt bei der Beurteilung der Werte stets berücksichtigt werden. Bei einigen Laborwerten sollte die Probenentnahme deshalb auch zu einem bestimmten Zeitpunkt (z. B. morgens) oder in einem bestimmten Zustand (z. B. nüchtern) erfolgen. Bei manchen Menschen können einige Werte gelegentlich oder öfter außerhalb des Normbereichs liegen, ohne dass die Betroffenen krank sind. Man sollte also nicht gleich in Panik geraten, wenn einmal ein abweichender Wert festgestellt wird, obwohl man sich eigentlich ganz gesund fühlt!
Bei einem merkwürdigen oder extrem ungewöhnlichen Befund wird der behandelnde Arzt in der Regel eine Wiederholung der Untersuchung oder weitere Tests veranlassen, um das Ergebnis zu überprüfen.

Während einer Schwangerschaft sind nicht nur die Sexualhormone im Körper Änderungen unterworfen. Auch bei vielen anderen Werten lassen sich im Verlauf der Schwangerschaft Veränderungen messen, die jedoch in der Regel nicht krankhaft sind. Dies muss bei Schwangeren stets berücksichtigt werden. Allerdings sollte der Blutdruck regelmäßig kontrolliert werden.

Wichtige Einflussgrößen bei Laborwerten

▶ Geschlecht: Bei vielen Laborwerten werden für Männer und Frauen unterschiedliche Normbereiche angegeben.

▶ Alter: Kinder haben bei vielen Untersuchungen andere Normalwerte als Erwachsene. Auch bei älteren Menschen weichen viele Werte mit zunehmendem Alter von den üblichen Normbereichen ab, ohne dass sie als krankhaft angesehen werden müssen.

▶ Ernährung: Einseitige bzw. falsche Ernährung kann bestimmte Laborergebnisse beeinflussen.

▶ Genussmittel: Chronischer Alkoholmissbrauch beeinflusst u. a. Blutbild und Leberwerte. Bei manchen Menschen steigen nach dem entsprechenden Alkoholgenuss die Blutfettwerte für Stunden oder Tage stark an.

▶ Medikamente und Drogen: Viele Wirkstoffe können Laborwerte verändern bzw. verfälschen – manchmal auch nachträglich, wenn sie gar nicht mehr eingenommen werden.

▶ Tageszeit: Unser Organismus ist tageszeitlichen Schwankungen unterworfen. Dies spiegelt sich auch im Verlauf einiger Laborwerte wider. Bestimmte Untersuchungen sollten daher immer zur gleichen Uhrzeit durchgeführt werden.

Auch das Körpergewicht kann einige Laborwerte deutlich beeinflussen. Bei extremem Über- oder Untergewicht können die Werte Schwankungen unterliegen.

Was gemessen wird

Bei den meisten gemessenen Werten handelt es sich um einen relativen Anteil bezogen auf eine bestimmte Menge des untersuchten Materials. Deshalb spricht man häufig auch von Konzentration oder Spiegel. So wird beispielsweise die Menge des Blutzuckers (Blutzuckerspiegel) in Milligramm (mg) pro Deziliter (dl = zehn Milliliter) (Blut-)Serum oder die Anzahl der Blutzellen pro Mikroliter (µl) Blut angegeben. Andere Einheiten sind abhängig von speziellen Untersuchungsmethoden.

Beim Vergleich von Werten ist immer darauf zu achten, dass die Einheiten übereinstimmen. Ist dies nicht der Fall, muss eventuell umgerechnet werden.

Die Untersuchung des Blutes

Die Zusammensetzung des Blutes spiegelt in vieler Hinsicht den gesundheitlichen Zustand unseres Körpers und seiner Organe wider. Für viele Krankheiten ergeben sich Hinweise durch im Blut messbare Veränderungen. Die meisten Werte werden nicht isoliert, sondern im Zusammenhang mit anderen Befunden, d. h. Laborbefunden oder Ergebnissen aus anderen medizinischen Untersuchungen, beurteilt.

Die Zusammensetzung des Blutes

Das Blut (Vollblut) setzt sich aus den Blutzellen (Erythrozyten, Leukozyten und Thrombozyten, siehe Seite 17ff.) und einem hohen Anteil an Flüssigkeit, dem so genannten (Blut-)Plasma, zusammen. Das Plasma enthält unzählige verschiedene Substanzen wie Zucker, Eiweiß, Fett und Mineralstoffe, aber auch Abbau- und Abfallprodukte des Stoffwechsels.

Lässt man das Blut gerinnen und zentrifugiert es anschließend, so bleibt das Serum, eine wässrige Flüssigkeit, übrig. Das Serum enthält weder Blutzellen noch Gerinnungsfaktoren, die für die Blutgerinnung

Ein erwachsener Mensch hat insgesamt etwa fünf Liter Blut im Körper. Das entspricht etwa sechs bis acht Prozent des Körpergewichts. Die Menge, die bei der Blutabnahme anfällt, beträgt von der Größenordnung her etwa ein Hundertstel. Niemand braucht also Angst zu haben, zu viel Blut zu verlieren. Selbst nach einer Blutspende, bei der mehr Blut entnommen wird, wird die verlorene Menge rasch wieder ersetzt.

Blut – Vollblut, Plasma und Serum

- Vollblut enthält alle Bestandteile des entnommenen Blutes. Wenn Blutzellen untersucht werden, muss die Gerinnung (durch einen entsprechenden Zusatz im Röhrchen) verhindert werden.
- (Blut-)Plasma ist der flüssige Bestandteil des Blutes (Vollblut ohne Blutzellen). Plasma besteht zu 90 Prozent aus Wasser und enthält alle Substanzen (etwa Eiweiß, Fibrinogen), die im Blut transportiert werden.
- (Blut-)Serum wird aus Vollblut gewonnen, indem sowohl die Blutzellen als auch die Gerinnungsfaktoren entfernt werden. Das Serum ist eine wässrige Flüssigkeit. Es dient als Ausgangsmaterial für viele Untersuchungen, beispielsweise auf Blutzucker, Enzyme, Eiweiß, Hormone, Mineralstoffe usw.

(siehe Seite 24ff.) zuständig sind. Es dient als Material für viele Untersuchungen wie auf Blutzucker, Enzyme, Eiweiß, Hormone, Mineralstoffe usw. Aber auch die Konzentration vieler Medikamente kann gemessen werden, um die richtige Dosierung zu überprüfen.

Die Blutentnahme

Für eine Laboruntersuchung muss eine ausreichende Menge Blut abgenommen und zur Weiterverarbeitung im Labor in unterschiedliche Röhrchen abgefüllt werden. Je nach gewünschter Untersuchung gibt es verschiedene Möglichkeiten der Blutabnahme.

▶ Kapillarblut: Wenn nur wenige Tropfen Blut benötigt werden (z. B. zur Blutzuckerbestimmung), genügt ein kleiner Einstich (mit einer Blutlanzette), z. B. an der Fingerkuppe oder am Ohrläppchen. Dabei fließt das Blut aus winzigen Gefäßen, so genannten Kapillaren.

▶ Venenblut: Für die meisten Untersuchungen wird Venenblut verwendet. Dabei wird das Blut mit einer Kanüle aus einer oberflächlichen Vene, zumeist im Bereich der Armbeuge, abgenommen. Vorher wird am Oberarm eine Stauung angelegt. Damit wird der Rückfluss des Blutes behindert, und die Venen werden besser gefüllt, so dass sie deutlicher hervortreten.

▶ Arterielles Blut: Nur für ganz spezielle Untersuchungen (z. B. Sauerstoffgehalt des Blutes) wird ausnahmsweise auch aus Arterien Blut entnommen. Dazu eignen sich insbesondere die Arterien in der Leiste oder am Handgelenk.

Wenn Ihnen bei der Blutabnahme leicht schlecht oder schwindlig wird, sollten Sie dies vorher sagen. Das ist nicht weiter schlimm. Viele Menschen reagieren empfindlich, wenn sie Blut sehen. Zumeist hilft es schon, wenn man sich während des Eingriffs hinlegt (auf eine Liege, die normalerweise überall vorhanden ist) und nicht hinsieht.

Verschiedene Röhrchen

Je nach vorgesehener Untersuchung wird das entnommene Blut in verschiedene Röhrchen abgefüllt. Die meisten Röhrchen enthalten chemische oder andere Zusätze, die die Aufbewahrung und Weiterverarbeitung des Blutes im Labor ermöglichen und erleichtern. So soll bei einigen Tests (z. B. Blutbild, Gerinnung) die Blutgerinnung verhindert werden. Dies kann z. B. durch Zusatz von Zitronensäure erreicht werden. Für die Serumgewinnung dagegen muss das Blut gerinnen.

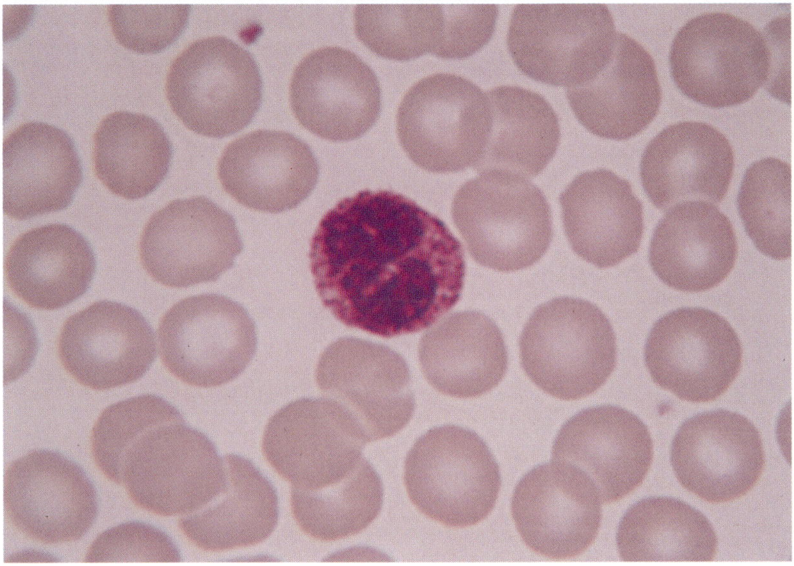

Blutausstrich unter dem Mikroskop: in der Bildmitte ein weißes Blutkörperchen, umgeben von roten Blutkörperchen.

Andere Untersuchungsmaterialien

Nicht nur Blut, sondern auch eine ganze Reihe weiterer Körperflüssigkeiten oder Ausscheidungsprodukte, aber auch verschiedene Gewebe und einzelne Zellen können im Labor untersucht werden. Eine Vielzahl von Methoden zur Untersuchung und Auswertung steht heutzutage zur Verfügung. Doch bei den meisten handelt es sich um sehr spezielle Untersuchungen; sie sind oft sehr aufwändig und teuer und nur bei bestimmten Fragestellungen angezeigt. Einige werden nur in Speziallabors durchgeführt. Im Folgenden werden einige der häufigeren Untersuchungen kurz beschrieben.

Urin

Eine Harnanalyse gibt wichtige Hinweise auf mögliche Störungen, beispielsweise auf Diabetes mellitus, Infektionen der Harnwege oder Nierenerkrankungen (mehr zur Urinuntersuchung finden Sie unter »Nieren und Blase« Seite 64ff.)

Nach der Blutabnahme ist es wichtig, dass Sie mit dem Tupfer noch einige Zeit (mindestens eine Minute) auf die Einstichstelle Druck ausüben, um zu vermeiden, dass Blut aus dem Gefäß ins Gewebe unter die Haut austritt und sich blaue Flecke bilden.

Stuhl

Da der Stuhl ein Ausscheidungsprodukt aus dem Darm ist, geben seine Beschaffenheit und Zusammensetzung einigen Aufschluss über Funktion und Zustand des Verdauungstrakts. Für die so genannte Stuhlprobe wird in der Regel nur eine kleine Menge – etwa ein haselnussgroßes Stück – benötigt.
Normaler Stuhl besteht zu etwa drei Vierteln aus Wasser. Der andere Teil setzt sich aus Nahrungsresten, Bakterien und abgetragenen Zellen der Darmschleimhaut zusammen. Seine bräunliche Farbe erhält der Stuhl durch Beimischung des Gallenfarbstoffs. Eine ungewöhnliche Färbung ist zumeist durch bestimmte Nahrungsmittel bedingt, kann gelegentlich jedoch auch ein Hinweis auf einen krankhaften Zustand sein. So weist beispielsweise heller oder entfärbter Stuhl auf einen Gallenwegverschluss oder eine Lebererkrankung hin. Eine dunkle Färbung ist meist auf die Nahrung zurückzuführen, z. B. nach dem Genuss von Blaubeeren. Schwarzer, so genannter Teerstuhl kann ein Hinweis auf Blutungen im oberen Bereich (Speiseröhre, Magen) des Magen-Darm-Trakts sein, findet sich jedoch auch nach Einnahme von Eisenpräparaten oder Kohletabletten. Die Untersuchung des Stuhls kann insbesondere bei Durchfallerkrankungen auch Aufschluss über Ursache und Art der Erreger geben. Dazu wird aus dem Stuhl eine Kultur angelegt, um die Erreger anzuzüchten bzw. nachzuweisen.

Auch im Inneren des Gehirns gibt es Flüssigkeitsräume. Diese so genannten Ventrikel stehen in Verbindung mit den äußeren Liquorräumen, die Gehirn und Rückenmark umgeben. Der Liquor schützt das Zentralnervensystem gegen Stoß und Druck von außen. Die Flüssigkeit wird ständig erneuert: Pro Tag werden im Bereich der Ventrikel etwa 650 Milliliter produziert und in den äußeren Räumen wieder ins Gewebe aufgenommen.

Liquor

Gehirn und Rückenmark sind von einer wasserklaren Flüssigkeit umgeben, die in der Fachsprache Liquor cerebrospinalis (kurz: Liquor) genannt wird. Aufgrund einer natürlichen Barriere findet zwischen Blut und Liquor mit Ausnahme von Gas (Sauerstoff, Kohlenstoff) und Wasser normalerweise nur ein eingeschränkter Stoffaustausch statt: Man bezeichnet diese Sperre als Blut-Hirn-Schranke (oder auch als Blut-Liquor-Schranke). Kommt es infolge einer Krankheit zu einer Störung dieser Barriere, können auch andere Stoffe aus dem Blut in den Liquor übertreten und seine Zusammensetzung ändern.

Blut im Stuhl

- Blutbeimengung im Stuhl weist auf Blutungen im Bereich des Magen-Darm-Trakts hin, wobei Farbe und Beschaffenheit Hinweise auf die Quelle der Blutung geben können.
- Vor allem bei wiederholtem Auftreten ist Blut im Stuhl fast immer ein ernst zu nehmendes Zeichen und sollte weiter abgeklärt werden.
- Gelegentlich kann es sich um ein erstes Anzeichen für eine Krebserkrankung handeln. Daher gehört zur Krebsfrüherkennungsuntersuchung auch der Test auf okkultes (nicht sichtbares) Blut im Stuhl (Hämocculttest). Dabei sollten mindestens drei Stuhlproben von drei aufeinander folgenden Tagen untersucht werden.

Zur Gewinnung von Liquor wird im Bereich der Lendenwirbelsäule ein kleiner Einstich (so genannte Lumbalpunktion) vorgenommen. Bei bestimmten Fragestellungen im Zusammenhang mit Erkrankungen des zentralen Nervensystems kann eine Untersuchung dieser Flüssigkeit nützlich sein. Man untersucht dabei insbesondere mögliche Blutbeimengungen, die Leukozytenzahl sowie den Eiweiß- oder Zuckergehalt.
Eine Erhöhung der Leukozytenzahl oder des Eiweißgehalts kann auf eine Entzündung der Hirnhaut (Meningitis) oder auf Tumorerkrankungen hinweisen.

Sputum

Das Sputum ist ein Gemisch von Ausscheidungen (Sekreten) des Nasen-Rachen-Raums und der tieferen Atemwege. Wichtig für die Untersuchung ist der Anteil aus den tiefen Atemwegen (Auswurf), der durch kräftiges Aushusten – am besten morgens nach dem Aufstehen – gewonnen wird.
Die Analyse des Sputums (bakteriologisch und/oder zytologisch) kann Hinweise auf Erkrankungen – insbesondere auf Infektionen – der Lunge oder der Atemwege geben.

Bei vielen Lungenerkrankungen wird in den Bronchien vermehrt Sekret produziert, so dass auch die Menge des Auswurfs erhöht ist. Schon die Färbung und die Konsistenz des Sputums können wichtige Hinweise liefern. Daneben werden üblicherweise mikroskopische Untersuchungen der im Sputum enthaltenen Zellen (Zytologie) sowie bakteriologische Untersuchungen auf Krankheitserreger durchgeführt.

Sperma

Das Sperma wird insbesondere zur Abklärung einer Fruchtbarkeitsstörung des Mannes untersucht, aber auch gelegentlich bei Verdacht auf Erkrankungen der männlichen Geschlechtsorgane (Hoden, Samenbläschendrüsen, Prostata, Samenleiter usw.) bzw. der ableitenden Harnwege. Solche Untersuchungen bleiben in der Regel Fachärzten mit der Zusatzbezeichnung »Andrologie« (meist Urologen oder Dermatologen) oder speziellen Zentren an Kliniken vorbehalten.

Die Blutbildung im Knochenmark (Hämatopoese) wird vor allem durch Hormone gesteuert. Aus der gleichen Stammzelle können sich erstaunlicherweise alle Arten von Blutkörperchen entwickeln. Während dieser Entwicklung durchlaufen sie verschiedene Stadien, die bei der mikroskopischen Untersuchung erkannt werden können.

Knochenmark

Das Knochenmark ist der Bildungsort der meisten Blutzellen. Ständig werden dort aus so genannten Stammzellen rote und weiße Blutkörperchen und Blutplättchen gebildet und in großen Mengen ins Blut ausgeschwemmt. Weist ein abweichendes Blutbild auf eine Störung der Blutzellbildung hin, ist zur weiteren Abklärung manchmal eine Untersuchung von Knochenmarkgewebe (Knochenmarkbiopsie) angezeigt. In der Regel wird dabei nach einem Einstich (Punktion) in den Knochen – üblicherweise Brustbein (Sternum) oder Beckenkamm – mit einer Hohlnadel etwas Knochenmarkgewebe entnommen. Die mikroskopische Untersuchung der Knochenmarkzellen gibt Aufschluss über Anzahl, Wachstum und Reifezustand der verschiedenen Entwicklungsstufen von Blutzellen.

Andere Untersuchungen

Neben den genannten Untersuchungen sind selbstverständlich noch viele weitere durchführbar. So kann im Prinzip jede Art von Körperflüssigkeit oder Gewebe mit verschiedenen Methoden entnommen und untersucht werden. Dazu gibt es zahlreiche Techniken, die immer mehr verbessert und verfeinert werden. Vor allem seit dem zunehmenden Einsatz endoskopischer (d. h. mittels Spiegelung durchgeführter) Verfahren ist auch die Entnahme von Gewebeproben erheblich erleichtert worden. In vielen Fällen ist dadurch kein aufwändiger opera-

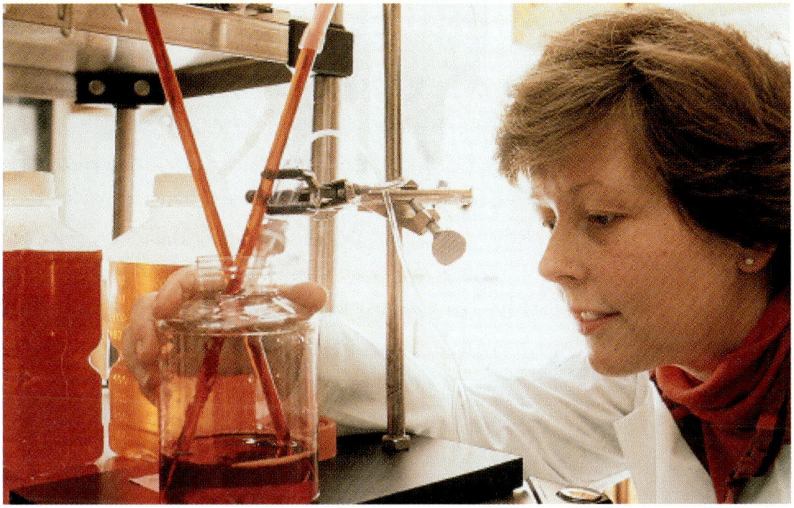

Eine oft durchgeführte Untersuchung ist die Analyse von Bakterienstämmen.

tiver Eingriff mehr erforderlich. Das gewonnene Material kann dann weiter untersucht werden:

- Mit dem Mikroskop auf feingewebliche (histologische) oder einzelne Zellen betreffende (zytologische) Veränderungen
- Zum Nachweis von Keimen (z. B. bakteriologisch)
- Mit verschiedenen immunologischen oder molekularbiologischen Verfahren (z. B. PCR = Polymerasekettenreaktion)

Die verfügbaren Untersuchungsverfahren sind mittlerweile sehr vielfältig und häufig auch aufwändig und teuer. Viele bleiben Speziallabors vorbehalten, denen die entsprechenden Einrichtungen und Geräte sowie auch geschultes Personal zur Verfügung stehen.

Funktionstests

Bei speziellen Fragestellungen reicht die Messung eines einzelnen Werts nicht aus, um eine Aussage machen zu können, sondern man braucht mehrere Werte, um einen Verlauf bzw. eine Veränderung festzustellen. Dazu dient u. a. ein so genannter Funktionstest. Im Folgenden sind wichtige Beispiele für solche Untersuchungen genannt.

Viele spezielle Untersuchungen sind zwar technisch möglich, aber auch sehr aufwändig und teuer, so dass sie für den routinemäßigen Einsatz nicht infrage kommen, sondern nur bei speziellen Fragestellungen in Anspruch genommen werden.
Oft reicht eine einfachere Untersuchung aus. Letztlich kann nur der Arzt entscheiden, ob und wann eine bestimmte Untersuchung sinnvoll bzw. notwendig ist.

Aufnahme (Resorption), Verstoffwechslung und Verteilung von Medikamenten und anderen chemischen Substanzen im Körper sind vielfältigen Schwankungen unterworfen. Zumeist ist ein bestimmter Blutspiegel erforderlich, um eine gewünschte Wirkung zu erzielen. Aber auch Abbau und Ausscheidung beeinflussen Dauer und Intensität der Wirkung. Deshalb ist es besonders wichtig, dass Anweisungen des Arztes oder Angaben auf dem Beipackzettel zur Einnahme von Medikamenten sorgfältig beachtet werden.

Hormonale Funktionstests

Funktionstests werden sehr häufig bei Hormonen zur Überprüfung der hormonproduzierenden Organe und des komplizierten Hormonregelkreises durchgeführt. Typisches Beispiel dafür ist der so genannte TRH-Test (siehe Seite 86) zur Überprüfung der Schilddrüsenhormone.
Ein solcher Funktionstest läuft in der Regel folgendermaßen ab: Zunächst wird eine Probe abgenommen – der Leerwert oder Nullwert. Gleichzeitig oder unmittelbar danach wird ein bestimmter Wirkstoff verabreicht. Diese Substanz löst im Körper je nach Funktionsfähigkeit der beteiligten Organe eine bestimmte Wirkung aus, die bei einer zweiten Messung an der Veränderung im Vergleich zum ersten Wert feststellbar ist. Bei einigen Tests werden auch noch weitere Messungen vorgenommen. Die Veränderungen der Messwerte geben Hinweise auf die Funktionsfähigkeit eines Organs bzw. eines Organsystems.

Clearance-Test

Der Clearance-Test dient zur Funktionsuntersuchung der Nieren. In der Regel wird die Kreatinin-Clearance (siehe Seite 70) gemessen, da diese Substanz relativ gut von den Nieren filtriert und ausgeschieden wird. Dazu muss der Kreatininspiegel im Serum und im über 24 Stunden gesammelten Urin bestimmt werden. Mit Hilfe dieser Werte wird dann berechnet, wie viel Blutplasma pro Zeiteinheit von einer bestimmten Menge Kreatinin befreit wurde.

Nachweis von Drogen und Medikamenten

Nicht nur die natürlicherweise im Körper vorkommenden Stoffe können im Labor nachgewiesen werden, sondern auch Substanzen, die von außen aufgenommen wurden. Dazu gehören die Wirkstoffe vieler Medikamente, Drogen oder Chemikalien aus der Umwelt bzw. deren Abbauprodukte. Dabei spielt es meist keine Rolle, auf welche Weise die Stoffe in den Körper gelangt sind – ob über den Magen-Darm-Trakt oder die Haut, ob durch Einatmen oder eine Injektion.

Eine Blutuntersuchung ist im Zusammenhang bestimmter Arzneimittelgaben angezeigt. Manche Medikamente müssen nämlich sehr genau dosiert werden, da schon geringfügige Überdosierungen zu unerwünschten Nebenwirkungen führen können oder aber eine zu geringe Dosis nicht die erwartete Wirkung bringt. Die Dosis, die verabreicht werden soll, lässt sich oft auch nicht genau berechnen, da Aufnahme und Verteilung des Wirkstoffs im Körper individuellen Schwankungen unterliegen. Daher wird bei solchen Medikamenten – vor allem zu Beginn, aber gelegentlich auch im Verlauf der Behandlung – der Blutspiegel gemessen, damit der Arzt kontrollieren kann, ob die Dosierung richtig ist. Typische Beispiele sind Herzglykoside – zu denen auch die Digitalispräparate zählen – zur Behandlung von Herzschwäche.
Ein sehr bekanntes Beispiel für den Nachweis von Drogen ist die Messung des Blutalkoholspiegels – meist angeordnet von der Polizei. Die Angabe »Promille« bezieht sich auf die Konzentration des Alkohols im Blut: Ein Promille bedeutet ein Tausendstel, d. h., der jeweils angegebene Wert entspricht einem Teil pro 1000 Teilen Blut.

Nutzen Sie die Chance für eine ärztliche Untersuchung! Sie ist vor allem dann wichtig, wenn verdächtige Beschwerden aufgetreten sind oder wenn bei Ihnen schon früher einmal abweichende Werte festgestellt wurden. Viele Krankheiten und deren Folgen könnten milder verlaufen oder ganz vermieden werden, wenn man sie frühzeitig erkennen und behandeln würde. Immer wenn Sie verdächtige Anzeichen bemerken oder Beschwerden haben, sollten Sie sofort einen Arzt aufsuchen – nicht nur alle zwei Jahre!

Der Gesundheits-Check-up

Jeder Krankenversicherte, der 35 Jahre oder älter ist, kann sich alle zwei Jahre einem gründlichen Gesundheits-Check-up beim Arzt unterziehen. Dabei wird nach Frühzeichen für Herz-Kreislauf-Erkrankungen, Nierenschäden, Diabetes mellitus und andere Krankheiten gesucht.

▶ Der Arzt fragt nach Vorerkrankungen und aktuellen Beschwerden und führt eine kurze körperliche Untersuchung durch.

▶ Eine Blutuntersuchung (auf Zucker, Cholesterin, Harnsäure und Kreatinin) und ein einfacher Harnstreifentest (auf Zucker, Eiweiß, Nitrit, rote und weiße Blutkörperchen) geben weitere Hinweise.

▶ Zur Überprüfung der Herz-Kreislauf-Funktion gehören die Messung des Blutdrucks sowie eventuell ein Elektrokardiogramm (EKG).

Berichten Sie dem Arzt alles, was Ihnen auffällt. Wenn nötig, wird der Arzt weitere Untersuchungen veranlassen.

Kleines und großes Blutbild

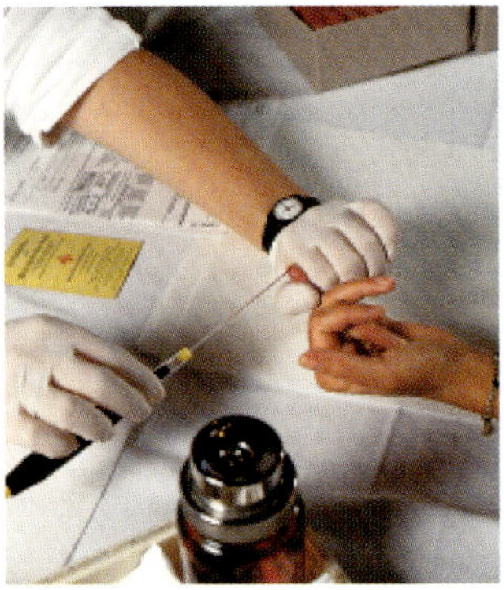

Für manche Blutproben reichen oft schon kleine Mengen Blut für einen Befund aus.

Die Messung der BSG ist relativ einfach durchzuführen, man benötigt dazu keine teuren Geräte. Deshalb kann diese Untersuchung in der Arztpraxis vorgenommen werden. Ein abweichender Wert liefert allerdings immer nur einen groben Hinweis, dass im Körper irgendetwas nicht in Ordnung ist. Deshalb sind zusätzliche Untersuchungen erforderlich.

Die Blutsenkungsgeschwindigkeit

Wenn man eine Blutprobe in Ruhe stehen lässt, sinken die im Blut enthaltenen Zellen aufgrund der Schwerkraft allmählich nach unten ab. Als Blutsenkung – genauer Blut(-körperchen-)senkungsgeschwindigkeit (kurz: BKS oder BSG) – bezeichnet man die Geschwindigkeit, mit der sich die Blutkörperchen (Blutzellen) absetzen.
Die Messung dieses Werts gehört zu den am häufigsten durchgeführten Routineblutuntersuchungen im Labor. Dabei wird die Blutprobe mit einer gerinnungshemmenden Substanz gemischt und dann in einem senkrecht stehenden Messröhrchen anhand einer Millimeterskala bis zu einer Höhe von 200 Millimetern aufgezogen. Nach einer bzw. zwei Stunden wird abgelesen, um wie viele Millimeter pro Stunde sich die Blutkörperchen im Röhrchen nach unten abgesetzt haben.

Die Bedeutung der Werte

↑ Eine erhöhte Senkungsgeschwindigkeit weist darauf hin, dass im Körper ein akuter oder chronischer Entzündungsherd vorhanden ist. Wo die Entzündung liegt, muss durch weitere Untersuchungen ermittelt werden. Ursachen für eine erhöhte Blutsenkung können z. B. Infektionen durch Viren oder Bakterien, chronische Entzündungen wie rheumatische Erkrankungen, Leberschäden, Blutarmut oder auch Tu-

Normalwerte der Blutsenkung

Ablesezeitpunkt	Männer	Frauen
Nach 1 Stunde	3–8 mm	3–10 mm
Nach 2 Stunden	6–20 mm	6–20 mm

morerkrankungen sein. Ab einem Alter von etwa 60 Jahren können erhöhte Werte (bis zu 30 Millimeter pro Stunde) vorkommen, ohne dass eine Erkrankung vorliegt.

Verzögerte BSG findet sich selten und kann bei einigen Blutkrankheiten auftreten. Aber auch Medikamente wie Antirheumatika, Kortison oder Azetylsalizylsäure beeinflussen den Wert für die BSG.

Das (kleine) Blutbild

Als (kleines) Blutbild bezeichnet man die Werte für die Konzentration von Blutzellen (Erythrozyten, Leukozyten, Thrombozyten) und des Blutfarbstoffs Hämoglobin sowie den Hämatokritwert. Man benötigt dazu nur wenige Tropfen Vollblut. Von der gemessenen Menge kann man auf die Gesamtmenge im Körper schließen. Hiervon unterscheidet sich das Differenzialblutbild (siehe Seite 21ff.), bei dem der Anteil der Leukozytenunterarten bestimmt wird. Meist wird die Anzahl der Zellen pro Mikroliter (µl = ein millionstel Liter) Blut angegeben.

Erythrozyten (rote Blutkörperchen)

Rote Blutkörperchen oder Erythrozyten (Kurzform: Erys) sind scheibenförmige Zellen, die den roten Blutfarbstoff Hämoglobin enthalten. Das Hämoglobin ist für den Transport von Sauerstoff und Kohlendioxid im Blut verantwortlich. Erythrozyten werden im Knochenmark aus so genannten Stammzellen gebildet und durchlaufen verschiedene Entwicklungsstufen, bis reife Zellen entstanden sind. Zur letzten Vorstufe gehören die Retikulozyten. Diese sind normalerweise zu einem geringen Anteil (bis zu 15 pro 1000 Erythrozyten) auch im Blut nachweisbar. Für die Erythrozytenbildung werden Eisen, Vitamin B12 und Folsäure benötigt. Ist einer dieser Stoffe im Körper nicht ausreichend vorhanden, werden in der Regel nicht voll funktionsfähige Zellen gebildet. Meist entstehen dann abnorme Zellformen, die unter dem Mikroskop erkennbar sind. Manche charakteristische Formveränderungen können eindeutig auf die Ursache einer Störung hinweisen.

Erythrozyten werden auch schon vor der Geburt gebildet – nämlich in der Milz und in der Leber. Die durchschnittliche Lebensdauer eines roten Blutkörperchens beträgt nur etwa 120 Tage. In der Milz werden die alten verbrauchten Blutzellen ausgesondert und abgebaut. Dieser Vorgang wird auch als Hämolyse bezeichnet. Dabei wird der in den Erythrozyten enthaltene rote Blutfarbstoff Hämoglobin zum gelben Gallenfarbstoff Bilirubin abgebaut.

Die Bedeutung der Werte

Eine Vermehrung der Erythrozyten bezeichnet man als Polyglobulie. Bei einem verminderten Angebot an Sauerstoff, beispielsweise im Hochgebirge, kommt es natürlicherweise zu einer Vermehrung der Erythrozyten, um eine ausreichende Sauerstoffversorgung zu gewährleisten. Eine Polyglobulie kann aber auch bei chronischen Lungenleiden und Herzerkrankungen auftreten. Nach großem Flüssigkeitsverlust (durch starkes Schwitzen, Erbrechen oder Durchfall) kann der relative Anteil der Zellen im Vergleich zur Blutflüssigkeit erhöht sein. Man spricht dann von einer Pseudopolyglobulie. Dieser Zustand kann durch ausreichende Flüssigkeitszufuhr wieder ausgeglichen werden.

Verminderte Werte der roten Blutkörperchen bezeichnet man auch als Anämie oder Blutarmut. Ursachen dafür sind eine verringerte Produktion oder ein vermehrter Verlust von Erythrozyten durch Blutungen. Eine der häufigsten Formen der Anämie entsteht infolge eines Mangels an Eisen (siehe Seite 60f.), seltener auch durch einen Mangel an Vitamin B12 oder Folsäure.

Die Größe eines Erythrozyten beträgt etwa 7,5 mal 2,0 Mikrometer (µm = ein millionstel Meter). Sie können ihre Form stark verändern, um auch durch winzige Haargefäße (Kapillaren) hindurchzukommen. Dadurch wird überall im Gewebe die Sauerstoffversorgung gewährleistet.

Leukozyten (weiße Blutkörperchen)

Weiße Blutkörperchen oder Leukozyten (Kurzform: Leukos) spielen eine bedeutende Rolle bei der Abwehr unseres Körpers gegen Krankheitserreger und sind nicht nur im Blut, sondern auch im Gewebe zahlreicher Organe anzutreffen. Sie werden im Knochenmark und in den Lymphknoten gebildet und in der Milz und im Thymus auf ihre Aufgaben vorbereitet.

Normalwerte des kleinen Blutbildes

Blutbestandteile	Männer	Frauen
Erythrozyten	4,5–5,9 Mio/µl	4,0–5,2 Mio/µl
Leukozyten	4000–9000 Zellen/µl	
Thrombozyten	140 000–440 000 Zellen/µl	
Hämoglobin	14,0–18,0 g/dl	12,0–16,0 g/dl
Hämatokrit	42–52 %	37–47 %

Man unterscheidet verschiedene Arten von Leukozyten (siehe »Differenzialblutbild« Seite 21ff.). Abweichungen der Leukozytenzahlen hängen besonders oft mit Entzündungen im Körper zusammen.

Die Bedeutung der Werte

Eine Vermehrung der Leukozyten (Leukozytose) kann vielfältige Ursachen haben. Die häufigste ist eine meist akute Infektion durch Bakterien oder andere Erreger. Weitere mögliche Ursachen sind akute Vergiftungen und Blutungen, Allergien, Schockzustände, Herzinfarkt und Stoffwechselstörungen (z. B. bei Gicht oder Diabetes mellitus). Insbesondere bei der Leukämie (Leukose) kommt es zu einer krankhaften, massiv vermehrten Bildung von zumeist unreifen Leukozytenvorstufen im Knochenmark. Zu einer physiologischen Vermehrung kommt es während der Schwangerschaft, bei schwerer körperlicher Belastung oder nach Mahlzeiten.

Eine verminderte Anzahl (Leukopenie) weist vor allem auf eine Infektion durch Viren, aber auch Malaria oder Typhus hin. Eine andere Ursache ist eine Erkrankung oder Schädigung des Knochenmarks infolge von Röntgenbestrahlung oder durch bestimmte Medikamente (z. B. zur Behandlung von Krebs oder Schilddrüsenüberfunktion).

Bei der Leukämie (Leukose) handelt es sich um eine bösartige Erkrankung mit meist massiver Vermehrung der weißen Blutkörperchen. Dabei werden häufig innerhalb kurzer Zeit übermäßig viele Zellen, meist unreife Vorstufen gebildet, die nicht funktionsfähig sind. Die übrigen Blutzellen sind oft vermindert. Der Verlauf kann akut oder chronisch sein. Von der akuten Leukämie sind überwiegend Kinder betroffen. Die chronischen Formen kommen eher im mittleren bis höheren Erwachsenenalter vor. Die Behandlungsmöglichkeiten sind abhängig vom Alter der Patienten und der Art der Leukämie.

Thrombozyten (Blutplättchen)

Blutplättchen oder Thrombozyten (Kurzform: Thrombos) spielen zusammen mit den Gerinnungsfaktoren (siehe Seite 24ff.) eine bedeutende Rolle bei der Blutgerinnung. Abweichungen von der Norm führen zu Blutgerinnungsstörungen. Thrombozyten sind wesentlich kleiner als die übrigen Blutzellen und werden im Knochenmark gebildet. Nach Verletzungen und Blutungen werden vermehrt Blutplättchen ins Blut ausgeschüttet.

Die Bedeutung der Werte

Zu einer Vermehrung der Thrombozytenzahl kommt es nach schweren Infektionen oder Tumorerkrankungen, nach Operationen und Verletzungen mit großem Blutverlust sowie nach operativer Entfernung der Milz. Eine seltenere Ursache sind Erkrankungen der Blut bildenden Zellen des Knochenmarks wie Leukämie, bei denen es zu einer starken Vermehrung meist funktionsunfähiger Blutzellen kommt.

⬇ Ursachen für verminderte Thrombozytenzahlen sind Produktionsstörungen infolge Vitamin-B12-Mangels oder durch Strahlen und Medikamente. Auch ein vorzeitiger Zellabbau bzw. -verbrauch nach Infektionen, allergischen Erkrankungen, bei Milzvergrößerung sowie eine unkontrollierbare Blutgerinnung können dazu führen.

Früher wurden die Blutzellen unter dem Mikroskop gezählt. Heute ist die Blutanalyse üblicherweise automatisiert und wird mit elektronischen Messgeräten durchgeführt.

Hämoglobin (roter Blutfarbstoff)

Der Eiweißstoff Hämoglobin (Kurzform: Hb) ist ein Hauptbestandteil der Erythrozyten und enthält den größten Teil des Eisens im Körper. Hämoglobin bindet Sauerstoff und Kohlendioxid und sorgt für Transport und Austausch dieser Gase zwischen Lunge und Gewebe. Bei der Bestimmung des Hb-Werts kann zwischen dem gesamten und dem an Erythrozyten gebundenen Hb (HbE oder MCH) unterschieden werden. Dies ist wichtig, um die Ursachen für eine Anämie abzuklären. Beim Abbau des Hämoglobins entsteht u. a. Bilirubin, das ebenfalls im Blut oder Urin nachgewiesen werden kann (siehe Seite 52).

Die Bedeutung der Werte

⬆ Zu einer Erhöhung des Hb-Werts kommt es meist gleichzeitig mit einer Vermehrung der Erythrozyten (siehe Seite 17f.).

⬇ Erniedrigte Hb-Werte finden sich vor allem bei der Eisenmangelanämie sowie nach Blutungen.

Ein Liter Blut enthält beim Mann etwa 460 Milliliter Blutkörperchen, bei der Frau etwa 410 Milliliter. Dieser Wert in Prozent ausgedrückt entspricht dem Hämatokrit.

Hämatokrit

Der Hämatokrit ist als der prozentuale Anteil aller Bestandteile von Zellen am Gesamtvolumen des Blutes definiert. Der Wert wird im Wesentlichen durch die Anzahl der roten Blutkörperchen (Erythrozyten) bestimmt. Die Normalwerte sind stark alters- und geschlechtsabhängig. Je höher der Hämatokritwert, umso schlechter sind die Fließeigenschaften des Blutes.

Das Differenzialblutbild

Die Leukozyten werden nochmals in einige Unterarten eingeteilt, von denen jede bestimmte Aufgaben erfüllt. Die Untersuchung dieser Leukozytenunterarten nennt man Differenzialblutbild. Dabei wird die Menge der Leukozytenunterarten als Anteil an der Gesamtzahl der Leukozyten in Prozent angegeben. Um die einzelnen Zellen erkennen zu können, wird ein Blutausstrichpräparat angefertigt, bei dem die Zellen mit einem Farbstoff angefärbt werden.

Obwohl Leukozyten nicht nur im Blut, sondern in großen Mengen auch im Gewebe vorkommen, weist ihre Zahl im Blut auf die Gesamtmenge im Körper hin. Da die Granulozyten den größten Anteil der weißen Blutkörperchen bilden, sind Veränderungen beider Werte im Allgemeinen voneinander abhängig.

Die Granulozyten

Die Granulozyten heißen je nach ihrer Färbbarkeit mit chemischen Substanzen neutrophile, eosinophile und basophile Granulozyten. Nach der Form ihres Zellkerns werden sie in stab- und segmentkernig unterteilt. Ihre Hauptaufgabe besteht in der Abwehr von Bakterien, Viren und Pilzen. Sie spielen auch eine wichtige Rolle bei allergischen Reaktionen. Neutrophile und eosinophile Granulozyten sind Fresszellen, die Krankheitserreger oder körpereigene Abfallprodukte aufnehmen und anschließend auflösen.

Die Bedeutung der Werte

↑ Die Ursachen für eine Vermehrung der Granulozytenzahl entsprechen weitgehend denen bei der Leukozytose (siehe Seite 19). Die Granulozytenzahl ist vor allem erhöht bei (akuten) Infektionskrankheiten durch verschiedene Erreger. Weitere Ursachen sind akute Stoffwechsel-

Normalwerte des Differenzialblutbildes

Neutrophile Granulozyten (segmentkernig)	30–80 %
Neutrophile Granulozyten (stabkernig)	0–5 %
Eosinophile Granulozyten	0–6 %
Basophile Granulozyten	0–2 %
Monozyten	1–12 %
Lymphozyten	15–50 %

störungen oder Gewebeschädigungen (z.B. Herzinfarkt) und Tumorerkrankungen, vor allem Leukämien. Die eosinophilen Granulozyten sind häufig bei Infektionen durch Parasiten oder allergischen Reaktionen vermehrt. Auffallend viele basophile Granulozyten sind bei Diabetes mellitus, Schilddrüsenunterfunktion oder bei der so genannten chronisch myeloischen Leukämie nachweisbar.

⬇ Zu einer Verminderung der Granulozyten kommt es vor allem zu Beginn einer meist durch Viren verursachten Infektionskrankheit (erhöhter Verbrauch), bei einer (durch Chemikalien oder Strahlen bedingten) Schädigung des Knochenmarks (verminderte Produktion), bei körperlicher Belastung und durch bestimmte Medikamente.

Die Monozyten

Die Monozyten sind typische Fresszellen. Sie können Bakterien und andere Erreger »verdauen« und Botenstoffe aussenden, die weitere Aktivitäten im Immunsystem auslösen. Zu einer deutlichen Vermehrung der Monozyten kommt es insbesondere beim Pfeifferschen Drüsenfieber (Mononucleosis infectiosa), seltener auch bei anderen Infektionen und bei einer bestimmten Leukämieform (Monozytenleukämie).

Die T-Lymphozyten werden nach ihrer Funktion noch weiter unterteilt. So unterscheidet man beispielsweise T-Helfer-, T-Killer- und T-Suppressorzellen. Alle Arten erfüllen spezielle Aufgaben bei der Immunabwehr.

Die Lymphozyten

Die Lymphozyten werden in den Organen des lymphatischen Systems, vor allem in der Milz und in den Lymphknoten, gebildet. Je nach ihrer Abstammung und ihrem Aufenthaltsort werden sie in zwei Gruppen unterteilt: die T- und die B-Lymphozyten. Beide erfüllen wichtige Aufgaben im körpereigenen Abwehrsystem.

- Die B-Lymphozyten (B-Zellen), die sich überwiegend in der Milz und in den Lymphknoten befinden, sind für die Bildung von Antikörpern (Immunglobulinen, siehe Seite 72ff.) verantwortlich.
- Die T-Lymphozyten (T-Zellen) »organisieren« die Abwehr: Über Botenstoffe (so genannte Zytokine) übermitteln sie Nachrichten an Fresszellen, andere B-Lymphozyten und weitere, an der Immunabwehr beteiligte Zellen und regen diese zu ihrer Tätigkeit an.

Die Bedeutung der Werte

↑ Zu einer Lymphozytenvermehrung kommt es insbesondere in der Heilphase einer Infektionskrankheit und bei lymphatischer Leukämie.

↓ Ursache für eine Verminderung sind Schädigungen des lymphatischen Systems durch Strahlen, Vergiftungen und Erkrankungen.

Tipps für ein gesundes Blutbild

Falls eine ernsthafte Störung vorliegt, kann man seine Blutwerte natürlich nicht selbst »normalisieren«. Dann muss der Arzt behandeln. Bei leichten Abweichungen lassen sich die Werte jedoch durchaus günstig beeinflussen. Unter den folgenden Tipps finden Sie auch Anregungen, wie Sie einer Eisenmangelanämie vorbeugen können.

Was nützt

▶ Wichtig in jedem Alter ist regelmäßige körperliche Bewegung! Dabei ist auch ein leichtes Ausdauertraining empfehlenswert.

▶ Achten Sie auf eine ausgewogene gesunde Ernährung mit abwechslungsreichem Speisezettel: vor allem viel frisches Obst, Gemüse und Salate. Fleisch ist ein guter Eisenlieferant.

▶ Sorgen Sie für ausreichende Flüssigkeitszufuhr, vor allem bei sportlicher Betätigung. Trinken Sie mindestens zwei Liter Flüssigkeit pro Tag.

▶ Zusätzlich zu Eisen sollte viel Vitamin C zugeführt werden, da es die Aufnahme von Eisen im Darm (Resorption) fördert.

▶ Durch Kochen, Braten und Grillen wird Eisen in den Lebensmitteln reduziert. Verzichten Sie deshalb auf lange Garzeiten.

Was schadet

▶ Geben Sie das Rauchen auf, und verzichten Sie auf den übermäßigen Konsum von Alkohol. Nikotin und Alkohol vermindern Vitamin C und andere Vitamine im Körper.

▶ Vorsicht bei Medikamenten wie Magensäurehemmern und Verdauungshilfen (gegen Sodbrennen oder Aufstoßen): Sie können die Menge an verfügbarem Eisen im Körper reduzieren.

Eisen, das aus Fleisch, Innereien (Leber), Fisch und Schaltieren stammt, nimmt unser Organismus am besten auf; dieses Eisen kann auch gut verwertet werden. Gute pflanzliche Eisenlieferanten sind vor allem Vollkornprodukte, Hülsenfrüchte (Bohnen, Erbsen, Linsen), Kartoffeln, Kürbisse, Nüsse, Hirse, Petersilie, Lauch, Karotten und Pilze.

Die Blutgerinnung

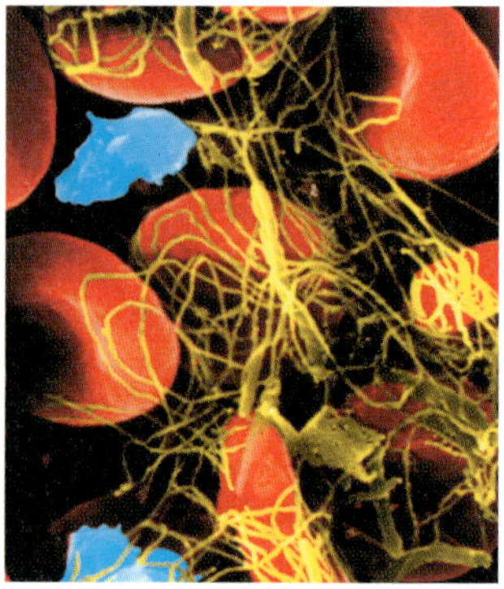

Bei der Blutgerinnung bildet Fibrin eine Art Netz, in dem Blutkörperchen und Blutplättchen hängen bleiben.

Das Gerinnungssystem

Werden die Gefäßwände von Blutgefäßen verletzt, fließt Blut heraus. Dabei wird innerhalb kurzer Zeit das Gerinnungssystem aktiviert, um größere Blutverluste zu vermeiden. Durch das Zusammenwirken unterschiedlicher Gerinnungsfaktoren mit den Blutplättchen (Thrombozyten) kommt es schließlich zur Blutstillung.

Die Vorgänge bei der Blutstillung

Nach einer Gefäßwandverletzung sammeln sich zunächst innerhalb weniger Sekunden zahlreiche Thrombozyten an den Rändern des verletzten Gefäßes. Sie nehmen kugelförmige Gestalt an und sondern Botenstoffe ab, die weitere Thrombozyten herbeirufen. Durch Kontakt mit der Gefäßwand verkleben die Blutplättchen miteinander; es entsteht ein Pfropf, der kleinere Wunden vorläufig abdichtet.

Gleichzeitig werden weitere Prozesse der Blutgerinnung in Gang gesetzt, an denen die verschiedenen Gerinnungsfaktoren beteiligt sind. Dabei unterscheidet man Faktoren, die sich im Gewebe befinden, von solchen, die im Plasma, also innerhalb der Blutgefäße, vorhanden sind. In einer genau festgelegten Reihenfolge werden die einzelnen Faktoren in einer Art Kettenreaktion nacheinander aktiviert. Schließlich wird der Eiweißstoff Fibrinogen, der normalerweise flüssig im Blutplasma vorhanden ist, in seine feste Form, das Fibrin, umgewandelt. Das faserige Fibrin bildet über dem verletzten Gewebe ein Netz, in dem nun Blutplättchen und Blutkörperchen hängen bleiben. Dieses Gerinnsel ist fester als der Thrombozytenpfropf und wird als Thrombus bezeichnet. Ein zusätzlicher Mechanismus sorgt dafür, dass sich die Gefäßwände zusammenziehen und dadurch die verletzte Stelle weniger durchblutet wird.

Damit die Wunde nach einer Verletzung verheilen kann, müssen die durch das Fibringerinnsel verschlossenen Blutgefäße wieder durchlässig werden. Das geschieht durch die Fibrinolyse (Lyse = Auflösung): Ein im Plasma vorhandener Stoff, das Plasmin, sorgt dafür, dass sich das Fibrin wieder auflöst.

Die Gerinnungstests

Gerinnungstests im Labor messen in der Regel die Zeitdauer, bis sich das Fibringerinnsel bildet. Je länger es dauert, umso höher ist die Blutungsneigung. Es gibt mehrere spezielle Tests, mit denen die verschiedenen Anteile des Gerinnungssystems überprüft werden können. Man spricht auch von Gerinnungsstatus. Neben den hier genannten Tests können auch einzelne Gerinnungsfaktoren untersucht werden.

Die Blutungszeit

Die Blutungszeit wird getestet, indem man die Zeit misst, in der die Blutung nach einem kleinen Stich in die Fingerkuppe oder ins Ohrläppchen aufhört. Normalerweise dauert das zwei bis fünf Minuten. Die Blutungszeit erlaubt allerdings nur einen allgemeinen Überblick über die Gerinnungsfunktion. Deshalb müssen bei einer längeren Blutungszeit weitere Gerinnungstests durchgeführt werden.

Die Bedeutung der Werte

Die Blutungszeit ist bei allen Arten von Gerinnungsstörungen verlängert. Mögliche Ursachen sind ein Mangel oder Funktionsstörungen einzelner oder mehrerer am Gerinnungssystem beteiligter Faktoren, eine Verminderung der Thrombozyten (Thrombopenie), Blutzellbildungsstörungen des Knochenmarks, Leukämien oder schwere Leberschäden. Zu einer geringgradigen Verlängerung der Blutungszeit kann es auch bei Blutarmut (Anämie) kommen.

Bei der Bluterkrankheit (Hämophilie) liegt ein Mangel an bestimmten Gerinnungsfaktoren vor. Dadurch kommt es auch schon bei kleinen Verletzungen oder Prellungen zu starken Blutungen und großen Blutergüssen, häufig in die Gelenke. Die Erkrankung ist erblich bedingt und betrifft nur die männlichen Nachkommen.

Quick-Test (Prothrombinzeit oder Thromboplastinzeit)

Der Quick-Test zeigt Störungen im Gerinnungssystem durch in der Leber gebildete Gerinnungsfaktoren (Gewebefaktoren) an, die außerhalb der Blutgefäße liegen. Eine Veränderung des Werts kann jedoch auch auf äußere Einflüsse wie Medikamente hinweisen. Daher wird dieser Test auch zur Überwachung einer gerinnungshemmenden Behandlung (z. B. bei Herzpatienten mit Marcumar®) durchgeführt.

Die Bedeutung der Werte

Der Quick-Wert ist vermindert bei einem Mangel oder einer Funktionsstörung von Gerinnungsfaktoren, die bei einer Gewebeverletzung aktiviert werden. Ursache kann eine schlechte Leberfunktion sein. Eine absichtliche Erniedrigung des Quick-Werts wird durch die Behandlung mit gerinnungshemmenden Medikamenten (z. B. Marcumar®) erzielt. Dabei sollte der Wert zwischen 15 und 25 Prozent liegen; unter zehn Prozent kann es zu gefährlichen Blutungen kommen.

Je länger die Gerinnung dauert, je dünnflüssiger also das Blut ist, umso höher ist die Blutungsneigung; je dickflüssiger es ist, desto größer ist die Thrombosegefahr.

Partielle Thromboplastinzeit (PTT)

Dieser Test wird durchgeführt, wenn nach Störungen gesucht wird, die durch innere (endogene) Einflüsse, d. h. durch Einflüsse innerhalb des Blutgefäßes, entstanden sind.

Die Bedeutung der Werte

Die PTT ist verlängert bei angeborenem oder später erworbenem Mangel oder Funktionsstörungen von Gerinnungsfaktoren, die durch innere Einflüsse entstanden sind. Auch eine schlechte Leberfunktion kann eine Verlängerung des PTT-Werts bewirken. Durch eine Therapie mit gerinnungshemmenden Medikamenten (z. B. Heparin) wird ebenfalls eine Verlängerung der PTT ausgelöst.

Auch bei einer Auflösung (Lysetherapie) eines bereits gebildeten Thrombus können bestimmte Gerinnungstests zur Therapieüberwachung dienen.

Plasmathrombinzeit (PTZ)

Der PTZ-Wert gibt Hinweise auf Störungen unterschiedlicher Ursache bei der Fibrinbildung.

Normalwerte des Gerinnungsstatus

Blutungszeit	2–5 min
Quick-Test	70–100 %
Partielle Thromboplastinzeit (PTT)	35–50 sek
Plasmathrombinzeit (PTZ)	17–24 sek
Fibrinogen	150–450 mg/dl

Die Bedeutung der Werte

↑ Eine Verlängerung der PTZ weist auf Störungen bei der Fibrinbildung bzw. auf einen Mangel an Fibrinogen, der Vorstufe des Fibrins, hin. Zu einer beabsichtigten Verlängerung kommt es bei der Gabe von Gerinnungshemmern oder bei einer Thrombolysetherapie (Fibrinolysetherapie) zur Thrombenauflösung (z. B. mit Streptokinase, Urokinase).

Fibrinogen

Die Bestimmung des Fibrinogenwerts erfolgt bei Verdacht auf eine vermehrte Blutgerinnung im Körper (Verbrauchskoagulopathie), bei Lebererkrankungen sowie zur Überwachung einer Thrombolysebehandlung.

Die Bedeutung der Werte

↑ Die Menge an Fibrinogen ist vermehrt bei akuten entzündlichen Erkrankungen und normalerweise während der Schwangerschaft.

↓ Fibrinogen ist vermindert bei einer stark gesteigerten Blutgerinnung im ganzen Körper (Verbrauchskoagulopathie), die im Zusammenhang mit Tumorerkrankungen oder bei einer Leberschädigung (z. B. Leberzirrhose) auftreten kann. Bei einer Thrombolysetherapie (siehe unten) ist ebenfalls weniger Fibrinogen nachzuweisen.

Gerinnungsstörungen und ihre Behandlung

Gerinnungsstörungen können durch eine abnorme Gefäßreaktion sowie eine gestörte Funktion der Thrombozyten oder Gerinnungsfaktoren bedingt sein.

Thrombosen als Folge erhöhter Gerinnungsneigung

Unter einer Thrombose versteht man die Bildung eines Blutgerinnsels (Thrombus) innerhalb eines Blutgefäßes. Bei Verschleppung des Thrombus mit Verschluss von Blutgefäßen kommt es zur gefürchteten

Ein erhöhtes Risiko für eine Thrombosebildung besteht nach Operationen oder schweren Verletzungen, bei Krampfadern, in der Schwangerschaft, bei langer Bettruhe oder Ruhigstellung während Krankheiten oder nach Verletzungen bzw. mangelnder Bewegung (z. B. bei langen Auto- oder Flugreisen), bei Erkrankungen wie Diabetes mellitus oder Herzschwäche, bei Übergewicht, Rauchen, bei Einnahme bestimmter Medikamente (Antibabypille) sowie infolge angeborener oder erworbener Blutgerinnungsstörungen.

Die Wirkstoffe vom Cumarintyp hemmen die Bildung bestimmter Gerinnungsfaktoren in der Leber. Wenn diese Medikamente verordnet werden, müssen häufiger und in regelmäßigen Abständen Gerinnungstests (Quick-Test) vorgenommen werden, um die optimale Dosierung zu ermitteln und zu überwachen.

Embolie. Zahlreiche Faktoren können für eine Thrombosebildung verantwortlich sein: Verletzungen der Gefäßwand, krankhafte Veränderungen der Gerinnungsfaktoren bzw. der Fließeigenschaften des Blutes oder eine Vermehrung der Thrombozyten. Thrombosen treten überwiegend im Bereich der Beine auf. Dort kann es zu Folgeerscheinungen wie Hautveränderungen, Schwellungszuständen, Wadenkrämpfen oder offenen Unterschenkelgeschwüren kommen. Auch Schlaganfall und Herzinfarkt sind häufig Folgen einer Blutgerinnselbildung.

Therapieüberwachung bei Gerinnungshemmung

Nach einer Thrombose, einem Herzinfarkt oder Schlaganfall sowie bei erhöhter Thrombosegefahr infolge von Gerinnungsstörungen erhalten die Patienten oft über längere Zeit Medikamente, die die Blutgerinnung hemmen, das Blut also dünnflüssiger machen. Auch Patienten mit künstlichen Herzklappen müssen in der Regel solche Mittel nehmen. Alle diese Patienten haben ein erhöhtes Thromboserisiko.
Eine gerinnungshemmende Therapie wird auch als Antikoagulation bezeichnet. Häufig eingesetzte Wirkstoffe sind Azetylsalizylsäure (z. B. in Aspirin®) oder ähnlich wirkende Substanzen und Antikoagulanzien vom Cumarintyp (z. B. Marcumar®). Sie greifen in verschiedene Phasen des Gerinnungssystems ein.

Tipps zur Vorbeugung von Thrombosen

Es gibt einige Grundregeln, wie man Venenthrombosen vermeiden kann. Diese gelten natürlich insbesondere für Personen mit erhöhtem Risiko wie Krampfaderleiden oder Durchblutungsstörungen der Beine. Mit den folgenden Tipps können Sie sowohl dem erstmaligen Auftreten als auch dem Fortschreiten der Beschwerden wirksam vorbeugen.

Was nützt

▶ Beherzigen Sie den Merkspruch SSS – LLL: Sitzen und stehen ist schlecht – lieber liegen und laufen.

▶ Versuchen Sie, die Beine so oft wie möglich hochzulegen. Lagern Sie sie mit Hilfe eines Kissens oder durch ein verstellbares Fußende beim Lattenrost nachts erhöht (etwa 10 bis 30 Zentimeter).

▶ Treiben Sie möglichst oft und regelmäßig Sport. Am günstigsten sind Laufen, Schwimmen oder Radfahren.

▶ Trinken Sie immer ausreichend, vor allem in der warmen Jahreszeit und auf Flugreisen – täglich mindestens zwei Liter Flüssigkeit.

▶ Achten Sie auf weichen Stuhl, um möglichst wenig pressen zu müssen. Chronische Verstopfung fördert die Blutstauung im Becken. Nehmen Sie genügend Ballaststoffe zu sich (z. B. mehrmals täglich Weizenkleie oder Leinsamen, in Fruchtsaft oder Joghurt gemischt).

▶ Machen Sie einmal täglich Fußgymnastik: dreimal Fußkreisen, dann plötzliches, kräftiges Heranziehen der Fußspitzen nach oben.

▶ Gehen Sie möglichst oft barfuß oder in Sandalen mit anatomischem Fußbett. Tragen Sie bequeme Schuhe mit flachen Absätzen: je flacher der Absatz, desto besser. Gehen Sie so viel wie möglich zu Fuß.

▶ Versuchen Sie, zumindest Ihr Normalgewicht zu erreichen. Übergewicht belastet Venen, Herz und Kreislauf.

Bei einer Schwangerschaft, Operation und bei jeder längeren Bettruhe ist die Gefahr einer Thrombosebildung erhöht. Sollten Sie bereits ein Venenleiden oder Ihnen bekannte Risikofaktoren haben, informieren Sie den behandelnden Arzt darüber, damit eine wirksame Thrombosevorbeugung durchgeführt werden kann.

Was schadet

▶ Meiden Sie stehende und sitzende Tätigkeiten von über einer Stunde ohne Unterbrechung.

▶ Ungünstig sind Sportarten mit großem Verletzungsrisiko (Handball, Fußball) oder mit abrupten Bewegungen (Tennis, Squash).

▶ Meiden Sie übermäßige Wärme (über 28 °C), z. B. heiße Bäder. Halten Sie sich nicht in der prallen Sonne, sondern lieber im Schatten auf.

▶ Vermeiden Sie Tätigkeiten, die mit häufigem oder schwerem Heben und Pressen verbunden sind (Kegeln, Kraftsport etc.).

▶ Jede Stauung von Blut in den Beinen ist ungünstig: Korsett, Gummi von Kniestrümpfen, zu langes, eingeengtes Sitzen. Bei langen Autofahrten sollten Sie alle zwei Stunden eine Pause machen. Wenn Sie fliegen: jede Stunde ganz automatisch zur Toilette wandern und zusätzlich zehn Kniebeugen oder Zehenstandübungen durchführen.

▶ Wenn Sie als Frau ein erhöhtes Thromboserisiko haben, sollten Sie die Antibabypille nur unter ärztlicher Kontrolle einnehmen.

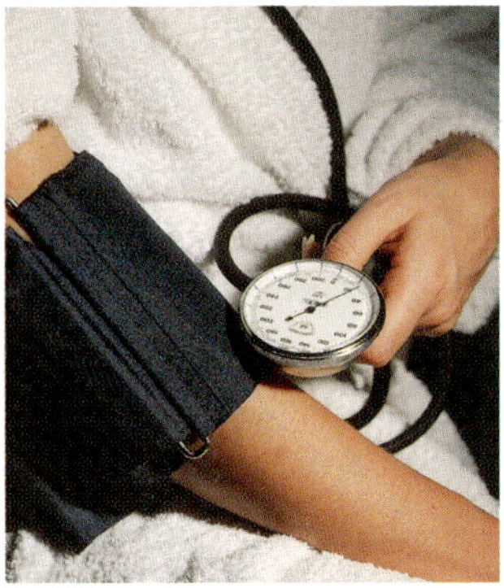

Blutdruckmessung mit Gummimanschette und Manometer.

Das traditionelle Blutdruckmessgerät – Apparat mit Gummimanschette und Quecksilbermanometer – wurde von dem italienischen Arzt Scipione Riva-Rocci (1893–1937) erfunden. Nach ihm wird die Messmethode auch als RR bezeichnet.

Herz und Kreislauf

Der Blutdruck

Der Blutdruck ist zwar kein Laborwert im eigentlichen Sinn, seine Messung ist jedoch von zentraler Bedeutung für die Beurteilung der Herz-Kreislauf-Funktion.
Mit einer Frequenz von 60 bis 80 Schlägen pro Minute pumpt das Herz fünf bis sieben Liter Blut durch den menschlichen Körper. Bei körperlicher Belastung kann der Puls bis zu 180 Schlägen pro Minute ansteigen. Bei jedem Herzschlag zieht sich der Herzmuskel zusammen (Kontraktion) und presst das Blut in die vom Herz wegführenden Blutgefäße, die Arterien. Die dabei entstehende Druckwelle setzt sich in die Arterien fort und ist als Pulsschlag an vielen Körperstellen zu tasten. In den Venen wird das Blut wieder zum Herz zurückgeleitet.

- Das Zusammenziehen des Herzmuskels wird als Systole bezeichnet. Der systolische Druck ist der höchste Druck, der auf die Arterienwände ausgeübt wird.
- Die auf die Systole folgende Erschlaffungsphase des Herzmuskels wird als Diastole bezeichnet. Der diastolische Druck ist der niedrigste Druck und entsteht kurz vor dem nächsten Herzschlag, wenn der Herzmuskel sich entspannt hat und neues Blut ins Herz strömt.

Die Werte des Blutdrucks

Auf dem Blutdruckmessgerät ist die Einheit für den Druck in mmHg angegeben. Hg ist die chemische Kurzform für Quecksilber. Ein Blutdruckwert von 120 mmHg bedeutet, dass das Herz die Kraft hat, eine Quecksilbersäule auf 120 Millimeter steigen zu lassen. Quecksilber ist 13,6-mal schwerer als Wasser. Das Herz hat also die Kraft, eine Wasser- bzw. Blutsäule auf 120 Millimeter mal 13,6 – also 1632 Millimeter – steigen zu lassen.

Die Messung des Blutdrucks

Herkömmliche Blutdruckmessgeräte bestehen aus einer aufblasbaren Manschette, die um den Oberarm gelegt wird und über einen Schlauch mit einem Quecksilbermanometer (Druckmessgerät) verbunden ist. Die Manschette wird mit einer Handpumpe oder automatisch so lange aufgeblasen, bis die Armschlagader abgedrückt wird. Damit ist der Blutstrom unterbrochen, so dass der Pulsschlag nicht mehr tast- oder hörbar ist. Unterhalb der Manschette im Bereich der Ellenbeuge wird der Pulsschlag gemessen bzw. abgehört. Moderne automatische Messgeräte besitzen einen Fühler, der an dieser Stelle den Druck registriert; nach der herkömmlichen Methode setzt man ein Stethoskop (Abhörinstrument) auf.

Nach dem Aufpumpen lässt man nach und nach Luft entweichen, bis der Manschettendruck dem systolischen Druck entspricht und das Blut wieder durch das Gefäß strömen kann; der Puls ist dann wieder hörbar. Der Wert beim ersten hörbaren Pulston gibt somit den systolischen Druck an. Das Blut strömt nun stoßweise durch, und zwar so lange, bis der diastolische Druck erreicht ist. Dann fließt es wieder gleichmäßig, und der Ton ist nicht mehr zu hören.

Von mehreren Herstellern werden heutzutage automatische Geräte angeboten, die den Blutdruck auch am Handgelenk oder sogar am Finger messen können. Sie sind auch zum Selbstmessen zu Hause geeignet. Für alle Geräte gilt, dass die Manschette beim Messen immer in Herzhöhe gehalten werden sollte.

Vor dem Kauf eines Blutdruckmessgeräts sollten Vergleichsmessungen mit einem herkömmlichen Gerät durchgeführt werden, da die modernen Messmethoden an der Hand oder am Finger bei ausgeprägten Gefäßveränderungen am Arm nicht geeignet sind. Wichtig ist auch, dass die Messgeräte in regelmäßigen Abständen geeicht werden.

Die Blutdruckwerte

Normal/erhöht/hoch	Systolischer Druck in mmHg	Diastolischer Druck in mmHg
Normaler Blutdruck	bis 140	bis 90
Leichter Bluthochdruck (kontrollbedürftig)	bis 160	bis 95
Bluthochdruck	über 160	über 95

Erhöhte Blutzucker- und Blutfettwerte können ebenfalls zu Bluthochdruck beitragen. Lassen Sie sich deshalb vom Arzt untersuchen und bei entsprechenden Störungen behandeln.

Was die Blutdruckwerte beeinflusst

Der Blutdruck hängt von vielen Faktoren ab. In erster Linie ist das Alter zu berücksichtigen: So nimmt der systolische Druck mit jedem Lebensjahrzehnt um etwa 5 mmHg zu. Weitere bedeutende Einflussfaktoren sind das Körpergewicht, die körperliche Verfassung (Konstitution), der Gesundheitszustand des Herzes, die Funktionstüchtigkeit der Herzklappen, die Elastizität der Arterienwände sowie Menge und Fließeigenschaften des Blutes.
Der Blutdruck zeigt auch individuell große Schwankungen und ist abhängig vom Tagesrhythmus, körperlichen oder psychischen Belastungen, Witterungswechsel, Rauchen, Medikamenten u. v. a. m. Während des Schlafens sinkt der Blutdruck, bei körperlicher Aktivität steigt er an. Je nachdem, ob im Liegen, Sitzen oder Stehen gemessen wird, können die Werte unterschiedlich ausfallen.

Bluthochdruck belastet Herz und Gefäße

Nach der Definition der Weltgesundheitsorganisation (WHO) besteht eine Hypertonie, d. h. ein zu hoher Blutdruck, bei Werten, die über 140/90 mmHg liegen, wobei diese erhöhten Werte im Liegen oder Sitzen und mindestens dreimal bzw. bei mindestens zwei verschiedenen Gelegenheiten gemessen werden müssen.
Wenn der Widerstand in den Arterien steigt, weil sie durch Ablagerungen (Arteriosklerose) verengt sind, muss das Herz mehr Kraft aufwenden. Dadurch erhöht sich der Blutdruck. Bluthochdruck führt vor allem in der Anfangsphase nur selten zu Beschwerden. Auf Dauer entsteht allerdings eine starke Gefährdung, wenn Herz und Gefäße übermäßig belastet werden: Bluthochdruck ist ein Risikofaktor für Herzschwäche, Herzversagen, Herzinfarkt und Schlaganfall, aber auch für Gefäßschäden an den Nieren und am Augenhintergrund.

Für Aussagen über die Pumpleistung des Herzes sind weitere spezielle Untersuchungsmethoden wie Ultraschall (Echokardiografie) oder Herzkatheter erforderlich.

In den meisten Fällen (ca. 85 bis 90 Prozent) liegt eine bestimmte Form des Bluthochdrucks vor, die man als primären oder essenziellen Hochdruck bezeichnet. Die Ursache dafür ist noch nicht bekannt, doch scheint die Neigung dazu erblich zu sein.

Bei der so genannten sekundären Hypertonie lässt sich gewöhnlich eine organische Ursache finden. Häufig liegt die Störung an den Nieren. Weitere mögliche Ursachen: Übergewicht, zu hoher Salzkonsum, Medikamente (z. B. Antibabypille), Nikotin oder Bewegungsmangel.

Die essenzielle Hypertonie tritt meist erst im mittleren Lebensalter auf. Häufige Auslöser sind Stress und Überanstrengung.

Zu niedriger Blutdruck

Liegt der Blutdruck ständig unter dem Normalwert, spricht man von Hypotonie. Zu niedriger Blutdruck kann zwar sehr unangenehm sein, ist aber nicht so gesundheitsgefährdend wie der Bluthochdruck. Er macht sich vor allem bei raschem Aufstehen aus sitzender oder liegender Stellung bemerkbar. Häufig wird den Betroffenen dabei schwindlig oder »schwarz vor Augen«. Viele leiden unter Müdigkeit und Trägheit; oft haben die Betroffenen kalte Füße und Hände. Hypotonie ist meist veranlagungsbedingt, kann aber auch Folge schwerer Krankheiten, Operationen oder Infektionen sein.

Unter niedrigem Blutdruck versteht man einen Wert von 110/70 mmHg oder weniger. Niedriger Blutdruck ist zwar weniger gefährlich als zu hoher Blutdruck, macht aber mehr körperliche Beschwerden. Große und schlanke Menschen sind häufiger betroffen als kleine und untersetzte.

Das EKG

Im Elektrokardiogramm werden die elektrischen Spannungsvorgänge aufgezeichnet, die als Folge der Erregungsleitung am Herz entstehen. Dabei können die elektrischen Spannungen (Potenziale) an verschiedenen Stellen der Körperoberfläche gemessen bzw. abgeleitet werden. Solche Ableitungsstellen liegen im Bereich der Brustwand oder an Armen und Beinen. Bei der Aufzeichnung der Spannungsänderungen ergibt sich ein typischer Kurvenverlauf, der Auskunft über Herzlage, Frequenz (Puls pro Minute) und Erregungsrhythmus gibt.

Spezielle EKG-Untersuchungen

▶ Manchmal ist es wichtig, den Kreislauf unter kontrollierten Belastungsbedingungen zu untersuchen. Dazu dient in der Regel ein Belastungs-EKG, bei dem die körperliche Bewegung mit einem so genannten Fahrradergometer ausgeführt wird.

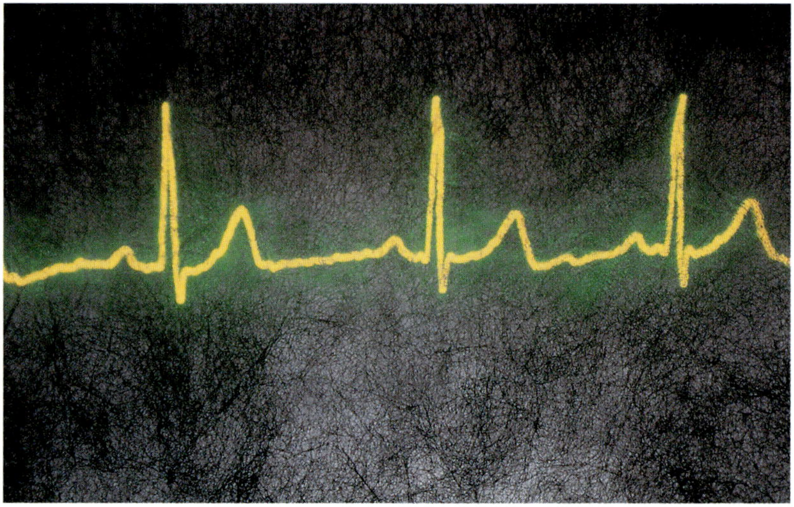

Normale EKG-Kurve: Der messbare elektrische Impuls beginnt in den Vorhöfen (kleiner Ausschlag) und breitet sich dann in den Herzkammern aus (großer Ausschlag).

▶ Bei besonderen Fragestellungen kann auch ein Langzeit-EKG mit kontinuierlicher Messung, zumeist über 24 Stunden (24-Stunden-EKG), oder eine Phonokardiografie durch Mitaufzeichnung der Herzgeräusche durchgeführt werden.

Versuchen Sie zunächst, den Blutdruck möglichst ohne Medikamente wieder auf normale Werte zu bekommen. Oft hilft es schon, die Lebensweise in einigen Bereichen umzustellen. Allerdings sollten Sie die Ratschläge Ihres Arztes in jedem Fall beachten und von ihm verordnete Medikamente niemals eigenmächtig absetzen oder die Dosierung ändern.

Laborwerte als Hinweise auf Störungen

Einige Laborwerte können auf Störungen der Herztätigkeit oder eine Schädigung des Herzes hinweisen: Enzyme, die überwiegend in Herzmuskelzellen vorhanden sind, gelangen bei einer Schädigung des Herzmuskels vermehrt ins Blut. So ergibt sich ab dem zweiten Tag nach einem Herzinfarkt ein charakteristischer Verlauf der Aktivitäten der Enzyme LDH, GOT, GPT und CK (siehe Seite 41ff.).
Der Mineralstoff Kalium ist von großer Bedeutung für die Erregbarkeit von Muskel- und Nervenzellen, insbesondere auch am Herz. Veränderungen der Kaliumkonzentration können daher zu erheblichen Störungen der Erregbarkeit und damit des Herzrhythmus führen, die sich auch im EKG erkennen lassen. Deutliche Abweichungen sind sogar lebensbedrohlich.

Tipps für Herz und Kreislauf

Für einen Herzinfarkt oder Schlaganfall sind zahlreiche Risikofaktoren bekannt, die häufig zusammenwirken oder sich gegenseitig beeinflussen. Die meisten davon kann man zumindest ein wenig, teilweise sogar ganz entscheidend vermeiden. Die folgenden Tipps sollen Sie zu einer gesünderen Lebensweise anregen.

Was nützt

- Kontrollieren Sie Ihren Blutdruck regelmäßig in Ruhe und in der gleichen Körperhaltung.
- Achten Sie auf Ihr Körpergewicht; es spielt eine wichtige Rolle im Zusammenhang mit Bluthochdruck. Bei Übergewichtigen kann eine Gewichtsabnahme um einige wenige Kilogramm schon zu einer deutlichen Blutdrucksenkung führen. Halten Sie eine vom Arzt verordnete Diät konsequent ein, und kontrollieren Sie das Gewicht regelmäßig.
- Die Ernährung kann sich auf den Blutdruck auswirken. Insbesondere Natrium ist hier von Bedeutung, da es den Wasserhaushalt im Körper und damit auch den Blutdruck erheblich beeinflusst. Günstig ist deshalb eine kochsalzarme Ernährung (maximal zwei bis drei Gramm Kochsalz pro Tag). Achten Sie auch auf das Fett in Ihrer Nahrung: Tierische Fette sollten Sie eher meiden und stattdessen Öle pflanzlicher Herkunft mit mehrfach ungesättigten Fettsäuren verwenden.
- Sorgen Sie für ausreichende und regelmäßige körperliche Bewegung, möglichst durch Sport.
- Achten Sie darauf, dass Sie genügend schlafen und dass Ihr Schlaf auch erholsam ist.

Was schadet

- Bewegungsmangel
- Übermäßiger Genuss von Alkohol und Kaffee
- Übergewicht
- Rauchen (Zigaretten, Zigarren und Pfeifentabak) fördert die Arterienverkalkung und ist ein bedeutender Risikofaktor für Herzinfarkt, Schlaganfall, aber auch viele andere ernste Erkrankungen.

Die wichtigsten Risikofaktoren für Herzinfarkt, die gut beeinflusst werden können, sind Bluthochdruck, Übergewicht, Bewegungsmangel, Rauchen sowie Stress, Überarbeitung und Aufregung. Nicht bzw. weniger gut beeinflussbar sind erbliche Belastung sowie Zucker- und Fettstoffwechselstörungen.

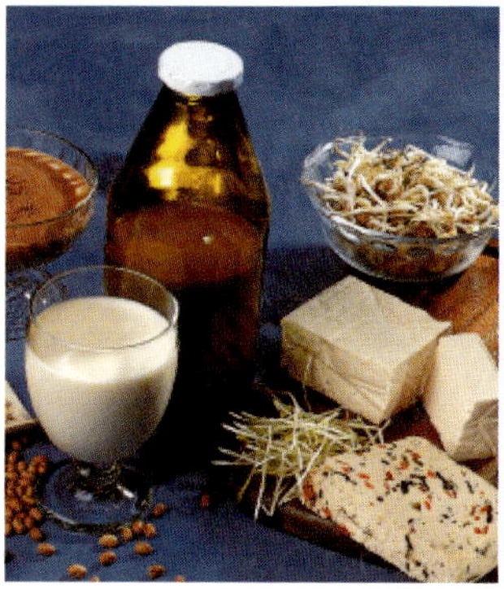

Ein Muss für Vegetarier: Sojaprodukte enthalten wertvolles Pflanzenprotein.

Im menschlichen Körper sind 25 Arten von Aminosäuren bekannt, acht davon sind für den Erwachsenen essenziell. Ein Protein besteht aus mindestens 100 einzelnen Aminosäuren. Die Reihenfolge (Sequenz) der Aminosäuren ist für jede Art von Eiweiß genetisch festgelegt und ganz spezifisch.

Der Eiweißhaushalt

Proteine – Bausteine des Lebens

Proteine (Eiweiße) gehören zu den wichtigsten Bestandteilen aller Lebewesen. Sie sind vorwiegend oder ausschließlich aus kleineren Bausteinen, den Aminosäuren, aufgebaut. Im menschlichen Körper erfüllen Proteine eine Vielzahl von Aufgaben.
Eiweißmoleküle können mit vielen Stoffen, z. B. Blutfetten oder Hormonen, eine Verbindung eingehen und spielen daher eine wichtige Rolle beim Transport dieser Substanzen im Blut. Durch ihre Fähigkeit, Wasser zu binden, beeinflussen Proteine auch den Wasserhaushalt im Körper sowie den Flüssigkeitsaustausch zwischen Blut und Gewebe.
Die meisten Enzyme (Fermente) bestehen ebenfalls aus Proteinen. Sie steuern und beschleunigen viele Stoffwechselvorgänge im Körper. Weitere Eiweißverbindungen sind z. B. Keratin als wichtiger Bestandteil der Haare und Nägel und Kollagen, ein Baustoff für die Haut.

Wo das Eiweiß im Körper herkommt

Ein Teil der Eiweißstoffe im menschlichen Körper wird in der Leber aus Zucker und Fetten gebildet oder aus körpereigenen Proteinen wiedergewonnen. Einige (so genannte essenzielle) Aminosäuren müssen jedoch über die Nahrung aufgenommen werden. Sie sind überwiegend in tierischem Eiweiß (Fleisch, Fisch, Milch, Eiern) enthalten.

Das Gesamteiweiß

Im Blut befindet sich eine Vielzahl von Eiweißmolekülen, die sich in ihrem chemischen Aufbau und ihren Aufgaben voneinander unterscheiden. Die Menge aller Proteine im Blutserum bezeichnet man als das Gesamteiweiß. Die Gesamteiweißkonzentration allein liefert allerdings nur grobe Anhaltspunkte über eine Abweichung der Eiweißmenge im Körper. Um mehr Informationen zu bekommen, muss man die Eiweißmolekülgruppen, gegebenenfalls auch Untergruppen weiter aufschlüsseln. Das geschieht mit Hilfe der Elektrophorese.

Die Bedeutung der Werte

Ursachen für eine Erhöhung des Gesamteiweißes sind chronisch entzündliche Erkrankungen oder eine massive Vermehrung eines bestimmten Eiweißanteils.

Erniedrigte Gesamteiweißwerte finden sich bei starkem Eiweißverlust infolge von Nierenfunktionsstörungen oder nach Verbrennungen, bei Mangelernährung oder schweren Tumorerkrankungen. Sinkt der Wert für Gesamteiweiß unter vier Gramm pro Deziliter, kommt es zur vermehrten Einlagerung von Flüssigkeit ins Gewebe (Ödembildung).

Da die essenziellen Aminosäuren überwiegend in Nahrungsmitteln tierischer Herkunft enthalten sind, muss bei vegetarischer Ernährungsweise besonders sorgfältig auf die ausreichende Zufuhr der Eiweißbausteine geachtet werden. Gute pflanzliche Eiweißlieferanten sind Hülsenfrüchte (Sojabohnen, Bohnen, Erbsen, Linsen etc.), Getreide (Vollkornprodukte) und Kartoffeln.

Die Eiweißelektrophorese

Mit Hilfe der Elektrophorese können die Eiweißmoleküle je nach Größe und physikalisch-chemischen Eigenschaften in verschiedene Gruppen, so genannte Fraktionen, getrennt werden. Bei den großen

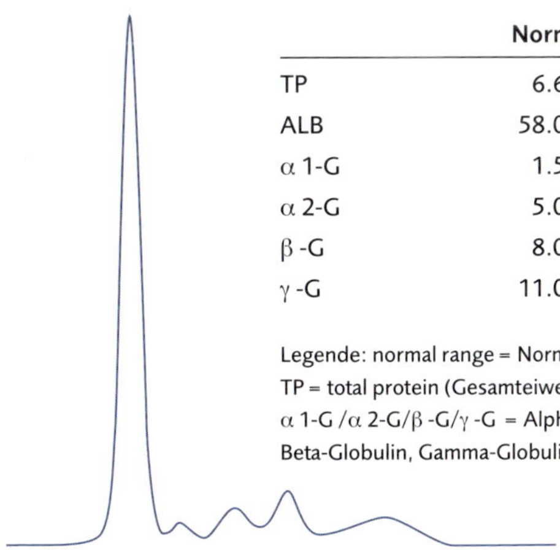

	Normal Range	Result
TP	6.6 – 8.7	
ALB	58.0 – 70.0	68.6 %
α 1-G	1.5 – 7.0	3.2 %
α 2-G	5.0 – 10.0	6.8 %
β -G	8.0 – 13.0	9.7 %
γ -G	11.0 – 19.0	11.7 %

Legende: normal range = Normalwerte; result = Befund;
TP = total protein (Gesamteiweiß); ALB = Albumin;
α 1-G /α 2-G/β -G/γ -G = Alpha1-Globulin, Alpha2-Globulin, Beta-Globulin, Gamma-Globulin

Verlauf einer Elektrophoresekurve mit Normalwerten. Die Normalwerte des Labors, das diese Untersuchung durchführte, sind leicht abweichend zu den Normalwerten der Tabelle auf Seite 38.

Gruppen unterscheidet man Albumin, Alpha-, Beta- und Gamma-Globulin. Bei besonderen Fragestellungen lassen sich auch Fraktionen der Elektrophorese durch verschiedene Verfahren noch weiter aufschlüsseln. Viele Krankheiten führen zu charakteristischen Veränderungen der Zusammensetzung dieser Eiweißkörper.

Die Elektrophoresekurven besitzen ein charakteristisches Muster. Jede gipfelartige Erhebung entspricht einer Fraktion, also einer Gruppe von Eiweißmolekülen. Ein Fachmann kann schon beim Blick auf die Kurve erkennen, ob grobe Abweichungen von der Norm vorliegen. Genaueren Aufschluss gibt allerdings die prozentuale Angabe der Anteile der einzelnen Fraktionen.

Albumin

Das Albumin ist ein relativ großes Proteinmolekül. Es dient dem Transport von Nährstoffen, Vitaminen, Hormonen oder auch Medikamenten im Blut und sorgt für den Flüssigkeitsausgleich zwischen Blut und Gewebe.

⬇ Albumin ist vermindert bei chronischem Eiweißmangel oder Eiweißverlust infolge von Nierenfunktionsstörungen, nach Verbrennungen, Blutverlusten oder Tumorerkrankungen. Als weitere Ursache kommen Leberschäden (z. B. bei Hepatitis oder Zirrhose) infrage.

Alpha1-Globuline und Alpha2-Globuline

Unter die Fraktionen der Alpha-Globuline fallen zahlreiche unterschiedliche Eiweißkörper, die überwiegend Aufgaben beim Transport

Harnstoff wird öfter auch in Millimol/Liter angegeben. Der Normalwert beträgt dann ca. 1,67 bis 8,33 mmol/l.

Normalwerte des Eiweißstoffwechsels

▶ Serumgesamteiweiß	6–8 g/dl
▶ Elektrophorese (Angaben in Prozent des Gesamteiweißes)	
Albumin	55–65 %
Alpha1-Globulin	2–6 %
Alpha2-Globulin	6–12 %
Beta-Globulin	8–15 %
Gamma-Globulin	11–20 %
▶ Harnstoff	10–50 mg/dl

von Stoffen (z. B. Hämoglobin, Kupfer), bei der Gerinnung oder bei Entzündungen im Körper erfüllen.

↑ Zu einer Vermehrung der Alpha-Globuline kommt es bei entzündlichen Prozessen und Gewebezerfall, z. B. infolge von Tumoren. Bei Alpha2-Globulinen können auch Nierenerkrankungen infrage kommen.

↓ Ursache für eine Verminderung sind in erster Linie Leberschäden.

Beta-Globuline

Die Fraktion der Beta-Globuline umfasst mehrere unterschiedliche Proteine, deren Aufgaben im Wesentlichen denen der Alpha-Globuline entsprechen. Zu den Beta-Globulinen zählen auch Ferritin und Transferrin, die bei der Bindung und beim Transport von Eisen von Bedeutung sind (siehe Seite 60f.).

↑ Ursachen für eine Vermehrung der Beta-Globuline können Nierenerkrankungen, akute Leberschäden, andere akute entzündliche Prozesse sowie Tumoren sein.

↓ Zu einer Verminderung kann es bei chronischen Lebererkrankungen, entzündlichen Prozessen oder Tumoren kommen. Eine Abnahme kann auch im Zusammenhang mit Eisenmangel stehen oder mit einer Blutgerinnungsstörung einhergehen, da mehrere Gerinnungsfaktoren unter diese Gruppe fallen.

Gamma-Globuline

Die Gruppe der Gamma-Globuline entspricht den Antikörpern oder Immunglobulinen (siehe auch Seite 72ff.).

↑ Eine Vermehrung der Gamma-Globuline kann durch entzündliche Prozesse, chronische Lebererkrankungen oder -schädigungen bedingt sein. Eine seltenere Ursache ist eine krankhafte massive Vermehrung eines bestimmten Anteils von Immunglobulinen (Plasmozytom).

↓ Mögliche Ursachen für eine Verminderung sind akute Entzündungen, Nierenerkrankungen, eine chronisch lymphatische Leukämie oder ein so genanntes (angeborenes oder erworbenes) Antikörpermangelsyndrom (Agammaglobulinämie).

Da es sich zumindest bei den Alpha- und Beta-Fraktionen der Elektrophorese nur um zusammengefasste Gruppen von Eiweißmolekülen handelt, kann aus diesem Befund häufig nur eine ungefähre Aussage über eine krankhafte Veränderung gemacht werden. Dies ist jedoch in den meisten Fällen ausreichend. Bei besonderen Fragestellungen müssen weitere spezielle Untersuchungen veranlasst werden, um gegebenenfalls auch einzelne Eiweißarten nachzuweisen.

Künstlich hergestellter Harnstoff (Urea) wird äußerlich auch als Arzneimittel bzw. zur Hautpflege angewendet: Durch seine Fähigkeit, Feuchtigkeit zu binden, hat er eine günstige Wirkung bei Hauttrockenheit. Trockene Haut ist eine Begleiterscheinung bei vielen Hautkrankheiten wie Neurodermitis oder Schuppenflechte.

Harnstoff

Harnstoff ist das Endprodukt des Eiweißstoffwechsels und wird über die Nieren ausgeschieden. Die Harnstoffkonzentration im Blutserum ergibt Hinweise auf die Nierenfunktion, ist jedoch auch von der Zusammensetzung der Nahrung (viel eiweißreiche Kost wie Fleisch) abhängig.

Die Bedeutung der Werte

↑ Erhöhte Harnstoffwerte finden sich in erster Linie bei Störungen der Nierenfunktion (Niereninsuffizienz) sowie bei allen Vorgängen, die mit einem verstärkten Abbau von Gewebe, also auch Eiweißstoffen, verbunden sind, etwa schwere Infektionen oder Tumorerkrankungen. Auch Fieberzustände, Verbrennungen und schwere Verletzungen führen zu erhöhten Harnstoffwerten. Ist der Eiweißstoffwechsel normal, kommt es erst bei deutlicher Einschränkung der Nierenleistung zu einem Harnstoffanstieg.

↓ Zu niedrige Harnstoffwerte sind meist nicht krankhaft, kommen aber z. B. bei Eiweißmangel (etwa durch eiweißarme Kost), bei Fastenkuren oder in der Schwangerschaft vor.

Enzymdiagnostik

Enzyme (Fermente) sind Proteine, die – vergleichbar der Wirkung von Katalysatoren – den Ablauf einer chemischen Reaktion steuern und beschleunigen, ohne sich dabei selbst zu verändern. Sie sind überall im Körper am Stoffwechsel beteiligt. Jede Zelle enthält große Mengen an Enzymen, um ihren zelleigenen Stoffwechsel aufrechtzuerhalten. Mittlerweile sind über 2500 verschiedene Enzyme bekannt. Jede Art von Enzym hat eine ganz bestimmte biochemische Aufgabe im Organismus.

Die Aktivität der Enzyme wird in internationalen Einheiten (U = Unit) pro Liter Serum gemessen; das entspricht einer Enzymmenge, die eine bestimmte Menge Stoff in einer Minute umsetzen kann.

Organtypische Enzymmuster

Jede Art von Gewebe bzw. jedes Organ hat eine ganz bestimmte Ausstattung mit Enzymen. Dieses typische Enzymmuster macht man sich bei der Abklärung (Diagnostik) von Organstörungen zunutze. Denn wenn ein Organ geschädigt ist, werden aus den Zellen Enzyme freigesetzt und gelangen ins Blut. Im Blutserum kann ihre Menge gemessen werden. Je stärker die Schädigung ist, desto höher steigt der Enzymspiegel im Serum. Aus diesem Grund kann man sowohl auf den Grad als auch auf den Ort der Schädigung schließen.

Ein Enzymwert muss immer im Zusammenhang mit den übrigen Werten gesehen werden. Die Enzymspiegel sind vor allem bei Funktionsstörungen oder Erkrankungen der folgenden Organe von Bedeutung.

- Leber: Entzündung, Zellschaden oder Abflussstörungen der Gallenflüssigkeit (zu den Leberwerten siehe Seite 51f.)
- Herz: Herzmuskelschaden (Herzinfarkt)
- Bauchspeicheldrüse: Entzündungen, Sekretabflussstörungen
- Skelettmuskulatur und Knochen: Verletzungen, Tumorerkrankungen, Entzündungen
- Prostata: Tumorerkrankungen

Einige Enzymarten dienen auch als so genannte Tumormarker (siehe Seite 81f.), die bei erhöhten Konzentrationen auf bestimmte gut- oder bösartige Erkrankungen hinweisen können. Dazu gehören die LDH, die neuronspezifische Enolase (NSE) und die prostataspezifische saure Phosphatase.

CK oder CPK

CK bzw. CPK steht für Kreatinkinase bzw. Kreatinphosphokinase. Dieses Enzym ist an der Bereitstellung von Energie innerhalb der Zellen entscheidend beteiligt. Man kennt drei Untergruppen (Isoenzyme), die in verschiedenen Gewebearten unterschiedlich stark verteilt sind.

- Die CK-BB kommt überwiegend im Gehirn vor und ist nach einem Schlaganfall oder (epileptischen) Krampfanfall im Serum erhöht.
- Die CK-MB findet sich hauptsächlich in Herzmuskelzellen und steigt nach einem Herzinfarkt an.
- Der Hauptanteil der im Serum messbaren CK besteht aus CK-MM. Sie ist vor allem in Skelettmuskelzellen enthalten; eine Erhöhung weist auf eine Erkrankung oder Schädigung der Muskulatur hin. Auch nach körperlicher Anstrengung können die CK-MM-Werte ansteigen.

GOT (ASAT) und GPT (ALAT)

GOT bzw. ASAT bedeutet Glutamat-Oxalacetat-Transaminase bzw. Aspartat-Amino-Transferase. GPT bzw. ALAT ist die Abkürzung für Glutamat-Pyruvat-Transaminase bzw. Alanin-Amino-Transferase.

Aufgrund der Konzentrationen beider Enzyme kann man eine Leberschädigung (Leberentzündung oder Leberzirrhose) erkennen.

Während die GPT fast nur in der Leber vorkommt, gibt es die GOT auch im Herzmuskel in größeren Mengen. Deshalb kann eine GOT-Erhöhung auch ein Hinweis auf einen Herzinfarkt sein. Man nennt diese beiden Enzyme gelegentlich auch Transaminasen, da sie an der Umsetzung von Aminosäuren beteiligt sind.

AP

Die AP (alkalische Phosphatase) wird in der Leber produziert und zur Unterstützung der Verdauung in den Darm abgegeben.

Die Serumkonzentration des Enzyms ist bei Lebererkrankungen mit gleichzeitiger Stauung der Gallenflüssigkeit erhöht. Da die AP auch im Knochen vorkommt, kann sie auf Knochenerkrankungen hinweisen.

Gamma-GT (GGT)

Die Gamma-GT (Gamma-Glytamyl-Transferase) wird hauptsächlich in den Leberzellen gebildet.

Ihre Konzentration ist bei vielen Lebererkrankungen mit gleichzeitiger Stauung der Gallenflüssigkeit erhöht (z. B. bei manchen Formen der Hepatitis und bei Leberzirrhose).

Die wichtigsten Enzyme und ihre Werte

Enzym	Männer		Frauen
CK	bis 80 U/l		bis 70 U/l
GOT (ASAT)		bis 18 U/l	
GPT (ALAT)		bis 20 U/l	
Gamma-GT (GGT)	bis 28 U/l		bis 18 U/l
AP		bis 170 U/l	
LDH		80–240 U/l	
SP		bis 11 U/l	
Alpha-Amylase		bis 150 U/l	
Lipase		20–180 U/l	

LDH

Die LDH (Laktatdehydrogenase) kommt in größeren Mengen sowohl in der Leber als auch im Herz- und Skelettmuskel sowie in roten Blutkörperchen vor. Um die Aussagefähigkeit zu erhöhen, kann man Untergruppen bestimmen, die sich diesen Organen zuordnen lassen.
Eine Erhöhung kann auf Lebererkrankungen, einen Herzinfarkt oder den vermehrten Abbau roter Blutkörperchen hinweisen.

SP

Die SP (saure Phosphatase) kommt vorwiegend in der Prostata (Vorsteherdrüse) vor.
Eine Erhöhung der Serumkonzentration weist in erster Linie auf eine Krebserkrankung der Prostata hin, kann jedoch auch mit Knochenerkrankungen einhergehen.

Lipase und Amylase

Die beiden Enzyme sind bei der Fettverdauung wichtig. Sie werden in den Mundspeicheldrüsen und in der Bauchspeicheldrüse gebildet.
Erhöhte Werte sind meist ein Hinweis auf Entzündungen oder Sekretabflussstörungen dieser Organe.

Tipps für die richtige Eiweißzufuhr

- Der Eiweißanteil im Essen sollte zwischen 10 und 20 Prozent der Gesamtenergie betragen.
- Etwa je die Hälfte des Eiweißbedarfs sollte aus Nahrung pflanzlicher bzw. tierischer Herkunft gedeckt werden.
- Essenzielle Aminosäuren sind überwiegend in Nahrung tierischer Herkunft enthalten, etwa in Fleisch, Fisch, Milch und Eiern.
- Vegetarier müssen vor allem auf eine ausreichende Zufuhr von essenziellen Aminosäuren achten.

Manche Enzyme benötigen für die chemische Reaktion, an der sie beteiligt sind, so genannte Koenzyme. Dabei handelt es sich um Substanzen, die die bei dieser Reaktion beteiligten Anteile, etwa Molekülgruppen oder Elektronen, übernehmen oder abgeben. Viele Koenzyme enthalten Vitamine als Bestandteile ihrer Struktur.

Stoffwechsel und Ernährung

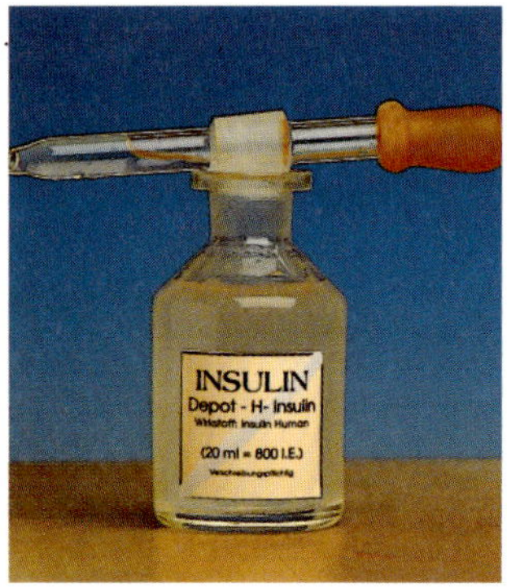

Beim gesunden Menschen produziert die Bauchspeicheldrüse Insulin; bei Diabetes mellitus – vor allem bei Typ-I-Diabetes – muss es von außen zugeführt werden.

Der Blutzucker

Hauptenergiequelle für unseren Körper sind die Kohlenhydrate. Sie werden im Darm zum größten Teil in Glukose umgewandelt, bevor sie ins Blut übergehen. Die im Blut befindliche Glukose (Blutzucker) versorgt Muskeln und Gehirn mit der notwendigen Energie.

Die Rolle von Insulin und anderen Hormonen

Eine bedeutende Rolle im Glukosestoffwechsel spielt das Hormon Insulin, das in den Inselzellen der Bauchspeicheldrüse (Pankreas) gebildet wird: Es bewirkt, dass der Blutzucker in die Zellen aufgenommen und dort verwertet werden kann. Steigt der Blutzuckerspiegel nach einer Mahlzeit an, schüttet die Bauchspeicheldrüse Insulin aus. Dies beschleunigt den Glukosetransport in die Zellen und wirkt blutzuckersenkend. So wird der Blutzuckerspiegel relativ konstant gehalten.
Hormone der Nebennieren wie Adrenalin und Kortisol (siehe auch Seite 88ff.) sowie das ebenfalls in der Bauchspeicheldrüse produzierte Glukagon zeigen eine gegenteilige Wirkung zum Insulin, denn sie können den Blutzuckerspiegel anheben. Dies geschieht z. B. in Stresssituationen, in denen Zuckervorräte in der Leber mobilisiert werden, um die Energieversorgung von Gehirn und Muskeln zu gewährleisten.

Die Höhe des Blutzuckers (Blutzuckerspiegel) wird einerseits vom Verbrauch, andererseits durch Aufnahme und Bildung von Glukose bestimmt.

Bestimmung des Blutzuckerspiegels

Zur Bestimmung des Blutzuckerspiegels genügt schon ein Tropfen Blut (Venenblut oder Kapillarblut aus der Fingerkuppe). Für die Selbstmessung zu Hause gibt es viele, einfach zu bedienende Geräte.

Der Blutzuckerspiegel wird durch Art und Menge der zuletzt aufgenommenen Nahrung stark beeinflusst. Deshalb sollte das Blut für die Blutzuckermessung in nüchternem Zustand (d. h. etwa zwölf Stunden nach der letzten Nahrungsaufnahme) abgenommen werden.
Besteht der Verdacht auf das Vorliegen von Zuckerkrankheit, sind zur weiteren Abklärung oft eingehendere Untersuchungen erforderlich.

- Beim Glukosebelastungstest werden die Blutzuckerwerte nüchtern und zwei Stunden nach Zuführen einer bestimmten Menge Glukose gemessen.
- Weiteren Aufschluss gibt ein so genanntes Blutzucker-Tagesprofil, bei dem neben dem morgendlichen Nüchternwert noch jeweils ein Wert am Vormittag und Nachmittag bestimmt wird.
- Der Nachweis von Glukose im Urin deutet auf eine Störung des Blutzuckerstoffwechsels hin.

Hyperglykämie und Zuckerkrankheit

Wenn die Bauchspeicheldrüse zu wenig Insulin produziert oder das Insulin im Körper nicht richtig wirkt, kann der Zucker nicht verarbeitet werden, und die Blutzuckerwerte steigen an. Erhöhte Werte werden als Hyperglykämie bezeichnet. Ein großer Teil des Zuckers wird dann mit dem Urin wieder ausgeschieden, ohne dass er im Körper verwertet werden konnte. Dieser überschüssige Zucker kann dann bei zuckerkranken Menschen nicht nur im Blut, sondern auch im Harn nachgewiesen werden. Darum heißt die Zuckerkrankheit Diabetes mellitus, was wörtlich übersetzt »honigsüßes Hindurchgehen« bedeutet.

Normalwerte des Blutzuckerspiegels

Normalwert (nüchtern)	70–100 mg/dl
Grenzbereich	100–120 mg/dl
Diabetisch	über 120 mg/dl
Nierenschwelle (bei Überschreitung dieser Grenze ist der Zucker auch im Urin nachweisbar)	ca. 170 mg/dl

Man unterscheidet bei Diabetes mellitus zwei Haupttypen. Der Typ-II-Diabetes oder Altersdiabetes kommt in ca. 90 Prozent aller Fälle vor. Im Gegensatz zum jugendlichen oder Typ-I-Diabetes sind die Betroffenen zumeist nicht insulinabhängig, da ihre Bauchspeicheldrüse noch Insulin produzieren kann. Die Wirkung des Insulins im Kohlenhydratstoffwechsel ist jedoch gestört.

Der Normalwert des Blutzuckers (nüchtern) wird bisweilen auch in Millimol/Liter angegeben; er beträgt ca. 3,89 bis 5,55 mmol/l.

Diabetesgefährdet sind vor allem Menschen ab dem 40. Lebensjahr, die deutliches Übergewicht haben. Dies gilt erst recht, wenn in der Familie schon jemand zuckerkrank ist bzw. war. Denn bei Diabetes mellitus spielt die Vererbung eine bedeutende Rolle. Der so genannte Altersdiabetes ist auch oft mit anderen Erkrankungen wie Gicht (siehe Seite 50f.) oder Fettstoffwechselstörungen (siehe unten) verbunden.

Andere Ursachen für abweichende Werte

Falls bei Ihnen ein erhöhtes Risiko für Diabetes mellitus besteht, sollten Sie vor allem auf erste Anzeichen achten und Ihren Blutzucker etwa einmal jährlich kontrollieren lassen, um Störungen rechtzeitig zu erkennen. Denn wenn die Erkrankung nicht rechtzeitig erkannt und behandelt wird, kommt es zu dauerhaften Schäden – vor allem zu Gefäßschäden – an verschiedenen Organen und zu gefährlichen Spätfolgen.

Neben Diabetes mellitus finden sich in seltenen Fällen auch andere Ursachen für eine (zumeist vorübergehende) Hyperglykämie. Dazu zählen akute Entzündung der Bauchspeicheldrüse (Pankreatitis), Herzinfarkt, Verletzungen und eine übermäßige Produktion von Hormonen der Nebennieren (z. B. infolge eines Tumors). Auch während der Schwangerschaft oder in Stresssituationen kann der Blutzucker vorübergehend ansteigen.

Ursache für zu niedrige Blutzuckerwerte (Hypoglykämie) kann ein Tumor der Insulin bildenden Inselzellen der Bauchspeicheldrüse sein, die dann vermehrt Insulin produzieren. Bei Diabetikern entsteht eine Hypoglykämie häufig durch Überdosierung von Insulin oder anderen blutzuckersenkenden Medikamenten.

Der Fettstoffwechsel

Fette oder Lipide sind ein wichtiger Bestandteil in allen menschlichen und tierischen Zellen und spielen eine bedeutende Rolle als Baustoffe des Körpers. Neben den Eiweißen und Kohlenhydraten gehören die Fette zu den Grundnahrungsstoffen, mit denen unser Körper seinen Energiebedarf deckt. Abgesehen von den essenziellen Fettsäuren, die über die Nahrung zugeführt werden müssen, ist die Aufnahme von Fett aber nicht unbedingt notwendig, da es auch durch Kohlenhydrate ersetzt werden kann. Die tägliche Fettaufnahme hängt stark von den Ernährungsgewohnheiten ab und ist deshalb individuell sehr unterschiedlich.

Die Bestimmung der Blutfettwerte

Die Blutfettwerte, die üblicherweise im Serum bestimmt werden, sind Gesamtcholesterin, LDL- und HDL-Cholesterin sowie die Triglyzeride. Diese Werte sagen für sich allein allerdings nur wenig aus und sollten deshalb immer im Zusammenhang beurteilt werden.
Da die Blutfettspiegel teilweise von der zuletzt aufgenommenen Nahrung abhängig sind, muss das Blut für die Untersuchungen in nüchternem Zustand (d. h. ca. zwölf Stunden nach der letzten Nahrungsaufnahme) abgenommen werden.

Den Hauptanteil des Nahrungsfetts (ca. 90 Prozent) stellen die Neutralfette oder Triglyzeride. Die übrigen Anteile sind Cholesterin, fettlösliche Vitamine (Vitamin A, D, E und K) und andere Fettstoffe.

Das Cholesterin

Die fettähnliche Substanz Cholesterin ist ein wichtiger Baustein der Zellwände, liefert das Grundgerüst für einige Hormone (etwa für Sexualhormone und Kortisol) und bildet einen Bestandteil der Gallensäuren. Der größte Teil des Cholesterins wird in der Leber gebildet; einen Teil nimmt der Organismus im Darm aus der Nahrung auf.
Das Cholesterin steckt vor allem in tierischen Fetten (Fleisch, Wurst, Butter, Eier und Fisch). Die Bildung eines weiteren Anteils wird von den so genannten gesättigten Fettsäuren ausgelöst. Die Cholesterinkonzentration ist auch stark von Alter und Geschlecht abhängig.

Die Bedeutung der Werte

Zu erhöhten Cholesterinwerten (Hypercholesterinämie) kommt es, wenn im Körper zu viel Cholesterin produziert bzw. zu wenig verbraucht wird oder wenn über die Nahrung zu viel aufgenommen wird. Hohe Cholesterinspiegel sind häufig mit Diabetes mellitus, Übergewicht, Alkoholsucht, Nieren-, Leber- und Gallenblasenerkrankungen verbunden. Weitere Ursachen sind vererbte (familiäre) oder erworbene Fettstoffwechselstörungen.

Erniedrigte Blutwerte für Cholesterin kommen selten vor. Mögliche Ursachen sind: Überfunktion der Schilddrüse, Leberentzündung (Hepatitis), Störungen der Nahrungsaufnahme aus dem Darm oder Auszehrung bei Hungerzustand.

Die Lipoproteine

Die optimale Gesamtcholesterinkonzentration liegt unter einem Wert von 200 Milligramm/Deziliter. Manche Ärzte vertreten die Ansicht, dass vor allem bei älteren Menschen auch etwas höhere Werte tolerierbar sind, allerdings nur, wenn sonst keine Risikofaktoren wie Bluthochdruck, Übergewicht oder Diabetes mellitus bestehen.

Da Fette weder in Wasser noch in Blut löslich sind, werden die Lipidmoleküle im Plasma an Eiweißkörper (Proteine) gebunden, um transportiert werden zu können. Es gibt mehr als ein Dutzend Proteine, die sich mit Cholesterin verbinden; die wichtigsten sind das LDL- und das HDL-Cholesterin.

- LDL (low density lipoproteins): Das sind Lipoproteine geringer Dichte, die wenig Eiweiß, aber viel Fett enthalten. Sie transportieren zwei Drittel des gesamten Cholesterins im Blut. Ein erhöhter Wert ist daher ungünstig.
- HDL (high density lipoproteins): Das sind Lipoproteine hoher Dichte, die Eiweiß in hoher Konzentration enthalten. HDL können überschüssiges Cholesterin aus den Arterien und dem Gewebe aufnehmen und zur Leber zurücktransportieren, wo es abgebaut und ausgeschieden wird. Je höher der HDL-Wert, umso günstiger.

In Studien hat sich gezeigt, dass ein hoher HDL-Anteil im Blut offenbar besser vor Arteriosklerose schützt, während LDL diese begünstigt. Umgekehrt weisen kleine HDL-Mengen auf ein erhöhtes Risiko hin.

Die Triglyzeride

Alternative Messangaben für Gesamtcholesterin und Triglyzeride sind Millimol/Liter: Cholesterin bis 6,5 mmol/l; Triglyzeride bis 2,28 mmol/l.

Triglyzeride (Neutralfette) dienen den Zellen als Brennstoff zur Energiegewinnung. Sie werden entweder mit der Nahrung (aus Fleisch, Wurst, Milch, Käse, Nüssen und Pflanzenölen) aufgenommen oder aus Alkohol und Kohlenhydraten im Körper gebildet. Die Werte für Triglyzeride sind daher sowohl von der inneren Regulation des Fettstoff-

Normalwerte der Blutfette

<table>
<tr><th>Blutfette</th><th>Männer</th><th>Frauen</th></tr>
<tr><td>Triglyzeride</td><td colspan="2">bis 200 mg/dl</td></tr>
<tr><td>Cholesterin gesamt</td><td colspan="2">bis 250 mg/dl</td></tr>
<tr><td>LDL-Cholesterin</td><td colspan="2">70–180 mg/dl</td></tr>
<tr><td>HDL-Cholesterin</td><td>35–55 mg/dl</td><td>45–65 mg/dl</td></tr>
</table>

wechsels als auch von äußeren Einflüssen abhängig. Bei fettreicher Ernährung werden die Triglyzeride teilweise als Energiedepot im Fettgewebe und in der Leber eingelagert.

Die Bedeutung der Werte

↑ Eine Erhöhung (Hypertriglyzeridämie) findet sich nach fettreicher Nahrung, bei Übergewicht, Gefäßverkalkung, Diabetes mellitus, Schilddrüsenunterfunktion und bei Erkrankungen der Nieren und der Bauchspeicheldrüse. Wie beim Cholesterin tragen auch erblich bedingte Fettstoffwechselstörungen sowie übermäßiger Alkoholgenuss zu einer Vermehrung der Triglyzeride bei.

↓ Zu einer Verminderung kann es bei Schilddrüsenüberfunktion kommen.

Cholesterinwerte und Arterioskleroserisiko

Überschüssiges Cholesterin zirkuliert im Blut und kann sich an den Arterienwänden als Belag festsetzen. So kommt es schleichend zur Gefäßverkalkung (Arteriosklerose). Durch zusätzliche schädigende Einflüsse (z. B. Rauchen) können die Ablagerungen zunehmen und das Gefäß verstopfen. Dabei kann ein Herzinfarkt oder Schlaganfall auftreten. Um das Risiko für eine Gefäßverkalkung abzuschätzen, wird nicht nur der Wert des Gesamtcholesterins betrachtet, sondern es werden auch die Werte von LDL und HDL, die Triglyzeride sowie das Verhältnis des Gesamtcholesterins zum HDL-Spiegel herangezogen.

Harnsäure

Die Harnsäure im menschlichen Körper ist ein Endprodukt des Purinstoffwechsels. Bei den Purinen handelt es sich um wichtige Bestandteile aller Zellen, denn sie liefern die Bausteine für die Nukleinsäuren (DNS und RNS), also für die Träger der Erbsubstanz im Zellkern. Die Harnsäure selbst besitzt keine Funktion im Körper und wird über die Nieren wieder ausgeschieden.

Es ist übrigens nicht eindeutig erwiesen, ob hohe Triglyzeridwerte ein Verkalkungsrisiko darstellen. Die Werte sollten aber immer im Zusammenhang mit den Cholesterinwerten gesehen werden. Um das genaue Risiko für Arteriosklerose beurteilen zu können, müssen neben den Laborwerten noch andere Faktoren berücksichtigt werden, beispielsweise Alter, Geschlecht, Ernährungsgewohnheiten, körperliche Bewegung, Rauchen sowie erbliche Veranlagung.

Bei Gicht unterscheidet man zwischen einer primären (angeborenen) und einer sekundären (erworbenen) Form. Männer sind häufiger betroffen als Frauen. Bei Gicht wird Harnsäure entweder vermehrt gebildet oder schlecht ausgeschieden. So entstehen hohe Harnsäurekonzentrationen im Blut, und es kommt zur Ablagerung von Salzen in Kristallform in den Gelenken und in der Haut. Dort verursachen sie Schwellungen, die man als Gichtknoten (Tophi) bezeichnet.

Die Angaben zur Harnsäure können in Milligramm/Deziliter oder in Mikromol/Liter stehen.

Der Harnsäurespiegel

Die Harnsäure im Blutserum entsteht zum Teil beim Abbau und bei der Umwandlung körpereigener Zellen, zum anderen Teil stammt sie aus unserer Nahrung. Der Harnsäurespiegel ist stark von Alter, Geschlecht und Ernährung abhängig. Besonders harnsäurereich sind Fleisch und Innereien.
Mit steigendem Harnsäurespiegel erhöht sich das Risiko, an Gicht zu erkranken. Es kommt zu Ablagerungen von harnsäurehaltigen Kristallen in den Gelenken. Auch die Bildung von Nierensteinen, die aus Harnsäure bestehen, wird begünstigt. Von Gicht sind häufig Menschen betroffen, die zusätzlich noch durch andere Risikofaktoren gesundheitlich belastet sind. Dazu gehören Übergewicht, Fettstoffwechselstörungen, Diabetes mellitus und Bluthochdruck.

Die Bedeutung der Werte

↑ Liegen die Harnsäurewerte über dem Normbereich, spricht man von Hyperurikämie. Dazu kann es bei purinreicher Ernährung oder bei einem massiven Abbau körpereigener Zellen durch Hungerzustände (z. B. bei radikalen Abmagerungskuren) kommen. Ebenso können Tumorerkrankungen, die Einnahme bestimmter Medikamente und Alkoholmissbrauch schuld sein. Auch bei Nierenfunktionsstörungen kann der Wert ansteigen, weil zu wenig Harnsäure ausgeschieden wird.

Harnsäure senken – Gicht vermeiden

Ein erhöhter Harnsäurespiegel und erst recht seine mögliche Folge, die Gicht, sollten von einem Arzt überwacht und behandelt werden. Betroffene können allerdings durch zusätzliche Maßnahmen die Behandlung unterstützen bzw. zur Vorbeugung beitragen.

Normalwerte der Harnsäure

Männer	3,0–7,0 mg/dl	oder	179–416 µmol/l
Frauen	2,5–6,0 mg/dl	oder	149–356 µmol/l

▶ Halten Sie eine purinarme Diät ein. Meiden Sie purinreiche Lebensmittel wie Fisch, Fleisch, Wurst, Innereien und Fleischextrakt, ebenso Gerste, Graupen und Hülsenfrüchte. Keine oder wenig Purine sind enthalten in Milchprodukten, Brot, Kartoffeln, Reis sowie in den meisten Obst- und Gemüsesorten. (Mittlere Purinmengen haben etwa Spinat, Spargel, Blumenkohl und Lauch.)
▶ Reduzieren Sie Ihren Alkoholkonsum auf ein Minimum, denn Alkohol bewirkt einen Anstieg des Harnsäuregehalts im Blut und im Urin.
▶ Reduzieren Sie gegebenenfalls Ihr Körpergewicht, und versuchen Sie, das Normalgewicht zu halten.
▶ Trinken Sie viel, um die Nieren gut durchzuspülen. Das verhindert eine zusätzliche Harnsteinbildung.

Hinweise zu Leber und Galle

Die Leber spielt eine zentrale Rolle im Stoffwechsel unseres Körpers. Sie dient als Speicher für Stärke und viele Vitamine, die sie bei Bedarf an den Blutkreislauf abgibt. Sie bildet die Gallenflüssigkeit und verarbeitet die verdauten Fette und Eiweißstoffe. Dabei werden viele notwendige Enzyme und Eiweißkörper aufgebaut, beispielsweise Gerinnungsfaktoren.
Die Hauptaufgaben der Leber sind der Abbau und die Ausscheidung von überflüssigen oder schädlichen Stoffen. Dazu gehören Schadstoffe oder chemische Rückstände, die wir mit der Nahrung zu uns nehmen, ebenso Alkohol, Drogen und Wirkstoffe von Medikamenten. Damit kommt der Leber entscheidende Bedeutung bei der Entgiftung des Organismus zu.
Die Gallenflüssigkeit wird von den Leberzellen gebildet und dient zur vollständigen Verdauung der Fette. Die Flüssigkeit sammelt sich in kleinen Kanälchen und fließt in die Gallenblase. Dort wird sie eingedickt und gespeichert. Wenn Fett und Eiweiß in den Dünndarm kommen, wird dies über Botenstoffe an die Gallenblase signalisiert. Daraufhin fließt Gallenflüssigkeit über den Gallengang in den Darm, um die Verdauung zu unterstützen.

Vor allem nach überreichlichen Mahlzeiten oder übermäßigem Alkoholgenuss kann es zum akuten Gichtanfall kommen: der Gelenkentzündung mit heftigen, anfallartigen Schmerzen, Schwellung und Rötung. Am häufigsten ist das Grundgelenk der großen Zehe, seltener das Sprunggelenk betroffen. Wird Gicht längere Zeit nicht behandelt, werden auch die Nieren dauerhaft geschädigt: Die Bildung von Gichtnieren und Bildung von Nierensteinen (Uratsteinen) wird begünstigt. Da Nierensteine den Abfluss von Urin behindern, drohen Harnwegsinfektionen.

Die Leberwerte

Erkrankungen und Funktionsstörungen der Leber können an bestimmten Werten im Serum und im Harn abgelesen werden. Enzyme, die vorwiegend in der Leber vorkommen – GOT, GPT und LDH (siehe Seite 42f.) –, werden dann in größeren Mengen freigesetzt. Je intensiver die Leberzellschädigung, umso höher liegen die Werte. Häufige Ursachen für einen Anstieg dieser Werte sind chronischer Alkoholmissbrauch und seine Folgen (Fettleber und Leberzirrhose).

Eine Gelbsucht (Ikterus) entsteht durch eine Zunahme der Bilirubinkonzentration im Serum. Ursache kann eine Schädigung der Leberzellen oder ein gestörter Abfluss der Gallenflüssigkeit sein, z. B. infolge der Bildung von Gallensteinen. In jedem Fall sollte eine Gelbsucht vom Arzt abgeklärt werden.

Anzeichen für eine Gallenstauung

Eine Erhöhung der Bilirubinwerte (siehe unten) oder der Enzyme Gamma-GT und AP (siehe Seite 42) im Serum deutet auf eine Gallenstauung hin. Dazu kommt es entweder durch Veränderungen in der Leber (z. B. bei Hepatitis) oder durch Einengung der Gallengänge durch Gallensteine, Tumoren oder Entzündungen. Die höchsten Werte treten bei der akuten Hepatitis und bei schweren Vergiftungen auf.

Das Bilirubin

Der Gallenfarbstoff Bilirubin ist ein Abbauprodukt des Blutfarbstoffs Hämoglobin. Zunächst entsteht eine wasserunlösliche Form (indirektes Bilirubin), die in der Leber in eine wasserlösliche Form (direktes Bilirubin) umgewandelt und anschließend über die Gallenflüssigkeit ausgeschieden wird. Im Serum wird sowohl das direkte als auch das Gesamtbilirubin gemessen.

Bei Vermehrung des Bilirubins im Serum kommt es zur Gelbsucht (Ikterus). Der Farbstoff bewirkt dann eine Gelbfärbung der Haut, insbesondere auch der Lederhaut (Sklera) des Auges.

Die Normalwerte des Bilirubins werden in Milligramm/Deziliter oder Mikromol/Liter angegeben.

Normalwerte des Bilirubins

Bilirubin gesamt	bis 1,20 mg/dl	oder	bis 20,5 µmol/l
Bilirubin direkt	bis 0,25 mg/dl	oder	bis 4,3 µmol/l

Tipps für einen gesunden Stoffwechsel

Was nützt

- Sorgen Sie für viel frisches Obst und Gemüse auf Ihrem Speisezettel.
- Falls Sie Übergewicht haben, sollten Sie versuchen abzunehmen.
- Körperliche Bewegung ist ein Muss. Zusätzliche physiotherapeutische Maßnahmen wie Gymnastik unterstützen eine Diät.
- Reduzieren Sie vor allem den Fettanteil in Ihrer Nahrung auf maximal 30 Prozent der Gesamtenergiezufuhr.
- Mäßig erhöhte Blutfettspiegel können Sie relativ einfach senken, indem Sie fett- und vor allem cholesterinarm (weniger fettes Fleisch, Eigelb, Butter und Vollmilchprodukte) essen.

Was schadet

- Zigarettenrauchen senkt den schützenden HDL-Spiegel. Wenn Sie rauchen, sollten Sie den Nikotinkonsum möglichst einschränken.
- Trinken Sie weniger Alkohol. Übermäßiger Alkoholgenuss trägt erheblich zu einer Erhöhung von Cholesterin und Neutralfetten bei.

Das richtige Fett wählen

Die tägliche Fettzufuhr sollte zu maximal einem Drittel aus gesättigten Fettsäuren und zu je einem Drittel aus einfach und mehrfach ungesättigten Fettsäuren bestehen. Tierische Fette wie Rindertalg oder Butter und feste Pflanzenfette wie Kokosfett, Brat- und Frittierfette haben einen hohen Gehalt an gesättigten Fettsäuren. Diese erhöhen den Fettspiegel im Blut, wenn sie in größeren Mengen genossen werden. Ungesättigte Fettsäuren dagegen regulieren den Fettstoffwechsel. Sie sind reichlich in pflanzlichen Ölen enthalten. Vor allem die einfach ungesättigte Ölsäure hat eine günstige Wirkung. Aber auch mehrfach ungesättigte Fettsäuren (z. B. Linolsäure) spielen eine wichtige Rolle. Verwenden Sie etwa je zur Hälfte Öle mit einem hohen Anteil an Ölsäure (z. B. Olivenöl, Rapsöl) und Öle mit einem hohen Anteil an mehrfach ungesättigten Fettsäuren, etwa Keimöl, Sonnenblumen- oder Sojaöl.

In vielen Fällen können Sie allein durch eine vernünftige Ernährung, Gewichtsabnahme und sportliche Betätigung Ihre Blutfettwerte in den Griff bekommen. Bei erhöhten Fettwerten sollten Sie sich aber in jedem Fall von einem Arzt gründlich untersuchen lassen. Denn es kann auch eine angeborene bzw. vererbte Fettstoffwechselstörung vorliegen, die mit Medikamenten behandelt werden muss.

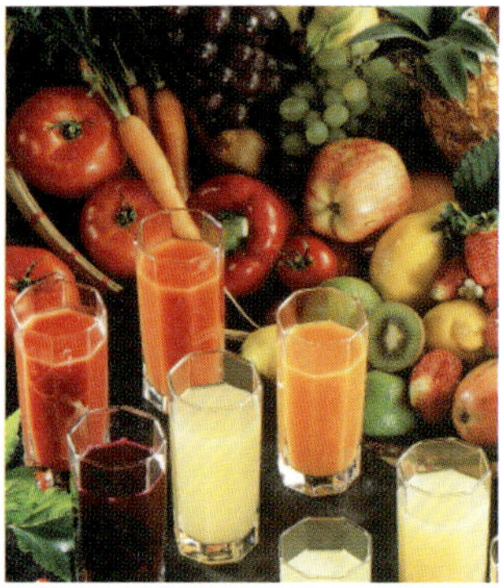

Obst und Gemüse enthalten die geballte Kraft von Vitalstoffen.

Im Labor kann die Konzentration an Mineralien und Spurenelementen nicht nur im Serum, sondern auch im Urin und in anderen Flüssigkeiten untersucht werden. Dadurch lässt sich ein Mangel oder Überschuss im Körper feststellen.

Mineralstoffe, Spurenelemente und Vitamine

Mineralstoffe, Spurenelemente und Vitamine sind von größter Bedeutung für unsere Körperfunktionen. So brauchen wir Mineralien z. B. als Baustoffe für das Wachstum, für die Härtung von Knochen und Zähnen und die Kräftigung von Muskeln. Mineralstoffe regulieren die physikalischen und chemischen Vorgänge unserer Körperflüssigkeiten und sorgen für ein Gleichgewicht im Säure-Basen-Haushalt und zwischen den Flüssigkeitsmengen in den Blutgefäßen sowie innerhalb der Zellen und im Gewebe. Die Spurenelemente (mit einem Anteil von weniger als 0,01 Prozent der Körpermasse) sind vor allem an der Bildung von Enzymen beteiligt und erfüllen damit wichtige Aufgaben bei Körperwachstum, Körperreifung und Fortpflanzung. Auch ohne Vitamine, die ständig mit der Nahrung zugeführt werden müssen, ist der Organismus nicht lebensfähig.

Mineralstoffe

Zu den Mineralstoffen zählen die Elemente Natrium (Na), Chlor (als Chlorid, Cl), Kalzium (Ca), Magnesium (Mg) und Phosphor (als Phosphat, P). Da sie in gelöster Form elektrisch geladene Teilchen sind, nennt man sie auch Elektrolyte. Im Körper und in unserer Nahrung sind sie in der Größenordnung von mehreren Gramm vorhanden.

Sowohl zu niedrige als auch zu hohe Mineralstoffkonzentrationen im Serum können schwer wiegende Folgen haben und Hinweise auf eine Vielzahl unterschiedlicher Krankheiten geben. Die Konzentration der Elektrolyte im Serum wird üblicherweise in Millimol (mmol = ein tausendstel Mol) pro Liter angegeben. Mol ist die chemische Maßeinheit für die Stoffmenge. Diese hängt von Art und Molekülmasse eines chemischen Elements ab.

Natrium

Das Natrium in unserem Körper wird zum großen Teil aus Kochsalz (Natriumchlorid, NaCl) aufgenommen. Natrium ist von großer Bedeutung bei der Regulation des Wasserhaushalts. Durch seine Wasser speichernde Wirkung sorgt es für die richtige Verteilung der Flüssigkeiten innerhalb und außerhalb der Zellen. Deshalb muss die Natriumkonzentration im Serum u. a. immer im Zusammenhang mit dem Flüssigkeitshaushalt beurteilt werden.
Der Natriumhaushalt wird durch verschiedene Hormonsysteme reguliert. Eines richtet sich nach dem Blutdruck: Bei niedrigem Blutdruck bewirken diese Hormone, dass Natrium verstärkt in den Blutkreislauf aufgenommen wird. Mit zunehmender Natriumkonzentration steigt auch der Blutdruck wieder an. Durch andere Hormone wird bei einer zu hohen NaCl-Konzentration Durstgefühl ausgelöst. Denn durch Trinken wird das Kochsalz verdünnt. Deshalb empfindet man nach salzigen Speisen oft Durst. Durch diesen Selbstschutzmechanismus des Körpers kann überschüssiges Salz rascher ausgeschieden werden.

In folgenden Fällen kann es zu einem vorübergehenden oder länger dauernden übermäßigen Verlust von Elektrolyten kommen: bei Nierenfunktionsstörungen, durch starkes Schwitzen bei hohem Fieber oder durch außergewöhnliche körperliche Anstrengung (Leistungssport) sowie nach massivem Verlust von Körperflüssigkeiten durch Erbrechen, Durchfall oder bei Verbrennungen.

Die Bedeutung der Werte

↑ Zu einer erhöhten Natriumkonzentration kommt es bei starkem Wasserverlust (z. B. bei Durchfall, Erbrechen oder starkem Schwitzen) oder verminderter Ausscheidung von Natrium über die Nieren bei Nierenerkrankungen. Eine Vermehrung von Natrium und Wasser im Körper führt zu Flüssigkeitsansammlungen im Gewebe (Ödeme).

↓ Verminderte Natriumwerte finden sich bei Natriumverlust nach Erbrechen, starkem Schwitzen, Unterernährung, Herz- und Lebererkrankungen. Auch Medikamente zur Entwässerung (Diuretika) können Natriummangel bewirken.

Chlor (Chlorid)

Aufnahme und Ausscheidung von Chlorid erfolgen überwiegend zusammen mit Natrium als Kochsalz. Chlorid wird zur Salzsäurebildung im Magen benötigt.

Kalium

Kalium sorgt zusammen mit Natrium für einen Ausgleich des Wasserbestands in den Zellen. Es ist von großer Bedeutung für die Erregbarkeit von Muskeln (vor allem des Herzmuskels) und Nervenzellen. Starke Abweichungen des Kaliumspiegels können lebensbedrohlich sein.

Die Bedeutung der Werte

↑ Zu einem Kaliumüberschuss kommt es vor allem bei Nierenfunktionsstörungen oder durch die Einnahme bestimmter Medikamente. Andere mögliche Ursachen sind massive Gewebeschädigungen mit Zellzerfall, z. B. nach Verbrennungen.

↓ Ein Kaliummangel führt zu Müdigkeit, Kreislaufbeschwerden, Muskelschwäche bis hin zu Lähmungserscheinungen und Wadenkrämpfen sowie Verstopfung. Mögliche Ursachen für einen Verlust: schwerer Durchfall oder Erbrechen, Unterernährung, Schilddrüsenunterfunktion, hoch dosierte Abführ- oder Wasser treibende Mittel.

Abweichungen des Magnesium- und des Kalziumspiegels treten häufig gemeinsam auf. Auch die Mangelerscheinungen sind ähnlich. Kalzium ist zwar der bekanntere »Knochenstoff«, doch auch Magnesium ist für den Knochenstoffwechsel von Bedeutung.

Magnesium

Magnesium ist neben Kalium der wichtigste Mineralstoff für die Funktionen der Körperzellen, in denen es Enzyme aktiviert. Bedeutsam ist es auch für den Stoffwechsel von Knochen und Muskulatur.

Die Bedeutung der Werte

↑ Ein erhöhter Magnesiumspiegel findet sich selten: Ursache dafür ist oft eine schwere Niereninsuffizienz (Nierenfunktionsschwäche).

↓ Zu mangelnder Magnesiumzufuhr kann es bei einseitiger Ernährung, übermäßigem Alkoholkonsum oder Störungen der Aufnahme im Darm kommen. Ein übermäßiger Verlust ist oft durch Durchfälle, Verbrennungen oder Operationen bedingt. Seltener liegt eine hormonelle Störung (z. B. der Schilddrüse) zugrunde. Bei stärkerer körperlicher Belastung ist der Magnesiumbedarf erhöht. Die Folgen eines Mangels sind erhöhte Erregbarkeit der Muskeln, nervöse Störungen mit Schwindel, Missempfindungen, Benommenheit und Übelkeit.

Phosphor (Phosphat)

Zusammen mit Kalzium ist Phosphat, das Salz der Phosphorsäure, Hauptbestandteil des Knochens. Es ist aber auch in fast jeder Körperzelle vorhanden, da es an viele Stoffwechselprodukte chemisch gebunden ist. Etwa 85 Prozent des Phosphatbestands im Körper finden sich im Skelett und in den Zähnen. Die Konzentration im Blut wird durch Hormone gesteuert.

Die Bedeutung der Werte

⬆ Durch Hormonstörungen (Unterfunktion der Nebenschilddrüsen) oder durch Gewebezerfall bei einer Krebsbehandlung kann der Phosphatspiegel ansteigen. Bei länger andauernder Erhöhung können sich im Gewebe Kalziumphosphate auskristallisieren, die zu Nierensteinbildung und Nierenfunktionsstörungen führen.

⬇ Ein Phosphatmangel kann durch Überfunktion der Nebenschilddrüsen oder ungenügende Aufnahme im Darm bedingt sein. Dabei kann es zu einer schleichenden Knochenentkalkung kommen, da ohne Phosphat kein Kalzium eingebaut werden kann. Bei sehr niedrigem Phosphatspiegel treten Schwindelzustände oder Muskelschwäche auf.

Kalzium

99 Prozent des Mineralstoffs Kalziums in unserem Organismus sind in den Knochen gebunden. Nur eine geringe Menge Kalzium ist ständig im Blut vorhanden.

Normalwerte von Mineralstoffen

Kalium	3,5–5,5 mmol/l
Natrium	135–150 mmol/l
Kalzium	2,15–2,75 mmol/l
Chlor (Chlorid)	98–110 mmol/l
Magnesium	0,66–1,0 mmol/l
Phosphor (Phosphat)	0,8–1,5 mmol/l

Das System des Knochenauf- oder -abbaus wird insbesondere von den Östrogenen (siehe Seite 89f.) kontrolliert. Sie schützen die Knochen vor dem Parathormon aus den Nebenschilddrüsen, das den Knochenabbau steigert, und sie regen auch die Vitamin-D-Produktion in den Nieren an. Dadurch sind die Knochen normalerweise vor größerem Abbau geschützt. Bei Frauen kann sich dies nach den Wechseljahren, wenn weniger Östrogen produziert wird, ändern.

Wichtig zur Vorbeugung gegen Knochenschwund ist eine kalzium- und Vitamin-D-reiche Ernährung. Beide Stoffe sind in Milchprodukten reichlich vorhanden. Um Kalorien zu sparen, sollten Sie allerdings eher zu fettarmen Milchprodukten greifen. Da beim Kochen Kalzium ins Kochwasser übergeht, empfiehlt es sich, Speisen nur mit wenig Wasser zu kochen und dieses anschließend z. B. für Saucen oder Suppen zu verwenden. Und noch ein Tipp: Verzichten Sie auf große Mengen phosphathaltiger Speisen (Wurst, Schmelzkäse, Süßigkeiten, Limonade, Fertiggerichte), da sie dem Körper Kalzium entziehen.

Der Kalziumhaushalt wird gemeinsam mit dem Phosphathaushalt durch einen komplizierten Mechanismus gesteuert, an dem ein Hormon aus den Nebenschilddrüsen (Parathormon) und Vitamin D beteiligt sind. Sinkt der Kalziumspiegel im Blut ab, wird dem Knochen zugunsten des Blutes Kalk entzogen. So wird auch der Spiegel im Blut auf einem konstanten Pegel gehalten. Länger dauernde verminderte Kalziumzufuhr kann daher Knochenabbau bewirken. Ein anderes Hormon, das Kalzitonin, kann dagegen einen hohen Kalziumspiegel im Blut senken, indem es dafür sorgt, dass Kalzium aus dem Blut wieder vermehrt in die Knochen eingebaut wird. Die Aufnahme von Kalzium im Darm (Resorption) wird durch Vitamin D entscheidend beeinflusst.
Weitere wichtige Aufgaben von Kalzium sind die Regulierung der Gefäßdurchlässigkeit, des Säure-Basen-Haushalts, der Blutgerinnung und die elektrische Signalübertragung zwischen Nerven und Muskelzellen.

Mineralstoffe im Überblick

Element	Wichtig für	Tagesbedarf	Nahrungsquellen
Natrium (Na)	Wasserhaushalt	550 mg	Gesalzene Lebensmittel (Käse, Wurst, Geräuchertes, Brot)
Kalium (K)	Flüssigkeitsbestand in den Zellen, elektrische Erregbarkeit	2000 mg	Nüsse, Rosinen, Bananen, Seelachs, Huhn, Lamm, Rindfleisch, Kartoffeln, Salat, Spinat
Kalzium (Ca)	Knochenbau, elektrische Erregbarkeit (Nerven, Muskeln), Blutgerinnung	800–1500 mg	Milch(produkte), Obst, Getreide (Vollkorn), Blattgemüse, Nüsse
Magnesium (Mg)	Knochenbau, Enzyme	300–400 mg	Hülsenfrüchte, Getreide, Nüsse, Spinat, Sojaprodukte, Sonnenblumenkerne
Chlor (Cl)	Wasserhaushalt, Magensäurebildung	900 mg	Gesalzene Lebensmittel (Käse, Wurst, Geräuchertes, Brot)
Phosphor (P)	Knochenbau, Energiestoffwechsel	1200 –1600 mg	Milch, Fleisch, Fisch, Eier, Getreide

Die Bedeutung der Werte

⬆ Ursache für einen Kalziumüberschuss sind Überdosierung von Vitamin D, Überfunktion der Nebenschilddrüsen und Krankheiten mit vermehrtem Knochenabbau (z. B. Krebs). Die Symptome sind Appetitlosigkeit, Übelkeit, Erbrechen, Gewichtsverlust, Müdigkeit, Muskelschwäche, niedriger Blutdruck sowie Kalkablagerungen in den Nieren (Nierensteine) und Blutgefäßen.

⬇ Ursachen für eine verminderte Kalziumkonzentration sind Störungen der Resorption (z. B. bei Unterfunktion der Nebenschilddrüsen, Vitamin-D-Mangel, chronischen Darmentzündungen), vermehrter Verbrauch oder Nierenerkrankungen mit erhöhter Ausscheidung. Auch einige Medikamente führen zu Kalziumverlust, vor allem übermäßiger Gebrauch von Abführmitteln. Während der Schwangerschaft und Stillzeit und bei starkem Wachstum ist der Bedarf zusätzlich erhöht.

Vielfältige Mangelsymptome

Da Kalzium so viele Funktionen im Körper hat, können die Störungen bei einem Mangel sehr vielfältig sein: Gähnkrämpfe, Migräne, Muskelzucken, Durchblutungsstörungen, Blutgerinnungsstörungen, Allergien, Haarausfall, Nagelbrüchigkeit, steifer Nacken und Knochenschwund (Osteoporose). Bei der Osteoporose handelt es sich um die häufigste Knochenkrankheit. Sie ist durch einen langsamen Abbau der Knochenmasse charakterisiert, wobei die Knochen entkalken und an Stabilität verlieren. Sie tritt etwa ab dem 40. Lebensjahr auf.
Fällt der Kalziumspiegel in kurzer Zeit stark ab, kommt es zur Tetanie mit Muskelkrämpfen und Angstzuständen. Sie kann auch bei Unterfunktion der Nebenschilddrüsen auftreten, wenn durch einen Mangel an Parathormon zu wenig Kalzium aus den Knochen freigesetzt wird.

Bei einem vorübergehenden Mangel an Mineralstoffen, z. B. nach starkem Schwitzen oder Durchfall, kann man durch Trinken von Mineralwasser bereits einen Großteil wieder ersetzen. Man kann sich aber auch bestimmte mineralstoffhaltige Lösungen selbst zusammenstellen oder fertige Präparate in der Apotheke kaufen, die Elektrolyte in einer günstigen Zusammensetzung enthalten.

Spurenelemente

Spurenelemente sind nur in winzigen Mengen in unserem Körper und in der Nahrung enthalten. Gleichwohl erfüllen sie wichtige Aufgaben im Stoffwechsel. Die wichtigsten Spurenelemente sind Chrom, Eisen,

Für Gesunde gilt: Bei einer ausgewogenen Zusammensetzung der Mahlzeiten braucht man keinen Mangel an Mineralstoffen oder Spurenelementen zu befürchten. Wichtig ist es, eine einseitige Ernährung zu vermeiden.

Eisen wird auch mit alternativen Messwerten angegeben, nämlich in Mikromol/Liter. Für Männer gilt dann ca. 14,32 bis 32,22 µmol/l; für Frauen 10,74 bis 28,64 µmol/l.

Fluor, Jod, Kobalt, Kupfer, Mangan, Molybdän, Nickel, Selen und Zink. Diese Substanzen müssen über die Nahrung zugeführt werden. Das meiste davon wird allerdings rasch wieder ausgeschieden und muss daher ständig ersetzt werden. Bei einer ausgewogenen Zusammensetzung der Nahrung sind die Spurenelemente jedoch in ausreichender Menge enthalten, so dass kein Mangel zu befürchten ist. Eine Ausnahme bilden Krankheiten, bei denen es zu einer verminderten Aufnahme oder zu vermehrtem Verlust (Magen-Darm-Erkrankungen, chronischer Alkoholismus) von Spurenelementen kommt.

Eisen

Unter den Spurenelementen spielt das Eisen eine besondere Rolle: Eisen ist für die Bildung des roten Blutfarbstoffs Hämoglobin wichtig. Und ein Eisenmangel ist die häufigste Ursache für eine Blutarmut (Anämie).

Etwa zwei Drittel des im Körper befindlichen Eisens sind im Hämoglobin enthalten, bei etwa zehn Prozent handelt es sich um so genanntes Funktionseisen, und der Rest befindet sich als so genanntes Speichereisen in Depots.

▶ Das Speichereisen ist überwiegend an das Protein Ferritin (siehe auch »Beta-Globuline« Seite 39) gebunden. Die Menge an Ferritin ist daher ein Maß für den Zustand des Eisenspeichers.

▶ Im Blut ist Eisen an das Transportprotein Transferrin gebunden. Je mehr freies Transferrin nachweisbar ist, umso weniger Eisen ist im Körper vorhanden.

Die Bestimmung dieser beiden Proteine als Laborwerte dient ebenfalls zur Abklärung eines Eisenmangels oder Eisenüberschusses.

Normalwerte des Eisenstoffwechsels

Substanzen	Männer	Frauen
Eisen	80–180 µg/dl	60–160 µg/dl
Ferritin	30–300 µg/l	15–200 µg/l
Transferrin	200–300 mg/dl	170–250 mg/dl

Spurenelemente im Überblick

Element	Wichtig für	Tagesbedarf	Nahrungsquellen
Eisen (Fe)	Sauerstofftransport (Hämoglobin)	10–12 mg	Fleisch, Leber, Vollkorn, Hülsenfrüchte, Nüsse, Soja
Zink (Zn)	Wachstum, Wundheilung	12–15 mg	Rindfleisch, Leber, Getreide, Hülsenfrüchte, Austern
Kupfer (Cu)	Wachstum, Abwehr, Blutbildung	1,5 mg	Hülsenfrüchte, Leber, Getreide, Nüsse
Mangan (Mn)	Knochenbildung, Sexualhormone, Zuckerstoffwechsel	2–5 mg	Getreide, Hülsenfrüchte, Nüsse, Blattgemüse (Spinat)
Fluor (F)	Knochenbildung, Kariesverhütung	1,5–4 mg	Fleisch, Fisch, Vollkorn, Obst, Gemüse
Jod (J)	Schilddrüsenhormone	0,2 mg	Seefisch, Eier, Milch, Innereien
Kobalt (Co)	Vitamin B12 (Blutbildung)	unter 0,005 mg	Fleisch, Leber, Milch, Hülsenfrüchte, Nüsse
Chrom (Cr)	Zuckerstoffwechsel	0,05–0,2 mg	Fleisch, Vollkornprodukte, Bierhefe, Hülsenfrüchte
Selen (Se)	Erythrozyten	0,05–0,2 mg	Fleisch, Fisch, Getreide, Milch
Molybdän (Mo)	Verschiedene Stoffwechselenzyme	0,5 mg	Hülsenfrüchte, Getreide, Innereien, Blattgemüse

Die Bedeutung der Werte

Ursachen für einen Eisenmangel sind falsche Ernährung, Störungen der Eisenaufnahme (Resorption) im Darm (etwa bei chronisch entzündlichen Darmerkrankungen), ein gesteigerter Bedarf und – am häufigsten – Eisenverlust durch akute oder chronische Blutungen. Ein Eisenmangel macht sich in erster Linie als Anämie (Blutarmut, siehe auch Seite 18 und 20f.) bemerkbar. 80 Prozent aller Eisenmangelanämien treten bei Frauen auf, da sie bei der Menstruation Blut verlieren und dadurch mehr Eisen verbrauchen. Bei Kindern, Schwangeren und während der Stillzeit ist der Eisenbedarf zusätzlich erhöht.

Während der Schwangerschaft und Stillzeit ist der Bedarf an Mineralstoffen und Spurenelementen in der Regel erhöht. In diesem Fall ist manchmal die Einnahme zusätzlicher Präparate notwendig.

Die wichtigsten Vitamine im Überblick

Vitamin	Normalwert (Serum)	Wichtig für	Tagesbedarf (Erwachsene)	Nahrungsquellen
A (Retinol)	20–100 µg/dl	Sehvermögen	ca. 1 mg	Gemüse (Karotten), Obst, Leber, Milch, Ei
D3 (Kalziferol)	Sommer: 50–300 nmol/l Winter: 25–150 nmol/l	Kalzium- und Phosphatstoffwechsel, Knochen- und Zahnbildung	5 µg	Fisch (Lebertran), Milch, Eier, Pilze
E (Tokopherol)	0,5 mg/dl	Schutz der Zellmembranen vor Oxidation	12 mg	Pflanzliche Fette und Öle, Nüsse, Getreide
K (Phyllochinon)	50–600 ng/l	Bildung von Gerinnungsfaktoren	70 µg	Gemüse, Fleisch (Leber), Getreide
B1 (Thiamin)	10–60 ng/ml	Kohlenhydratstoffwechsel	1,1–1,6 mg	Getreide, Pilze, Fleisch
B2 (Riboflavin)	Untersuchung nicht üblich	Eiweiß-/Kohlenhydratstoffwechsel	1,5–1,8 mg	Fleisch, Pilze, Milchprodukte
B6 (Pyridoxin)	Untersuchung nicht üblich	Eiweißstoffwechsel, Nervensystem	1,6–2,1 mg	Pilze, Fleisch, Nüsse, Obst
B12 (Kobalamin)	0,2–0,6 ng/ml	Blutzellbildung (Erbsubstanz)	3 µg	Fleisch (Innereien), Eier, Milch, Fisch
C (Askorbinsäure)	2–15 µg/ml	Wundheilung, Immunsystem	75 mg	Obst (Zitrusfrüchte, Sanddorn), Gemüse
Folsäure	3–15 ng/ml	Zellbildung (Erbsubstanz)	300 µg	Getreide, Fleisch, Gemüse

Vitamine

Vitamine sind lebensnotwendige Stoffe, die hauptsächlich mit der Nahrung zugeführt werden müssen, da nicht alle Vitamine im menschlichen Körper gebildet werden können. Man unterscheidet wasserlösliche (Vitamin B1, B6, B12, C, Biotin und Folsäure) und fettlösliche Vitamine (Vitamin A, D, E und K). Die fettlöslichen Vitamine können im Körper gespeichert werden; deshalb ist auch eine Überdosierung möglich.
Ein Mangel an Vitaminen führt zu charakteristischen Erscheinungen. Ursache kann eine falsche oder einseitige Ernährung oder die ungenügende Aufnahme (Resorption) im Darm sein. Selten fehlt nur ein einzelnes Vitamin, meist sind gleichzeitig mehrere Vitamine betroffen. Vitaminmangel kann auch Begleiterscheinung bei Lebererkrankungen oder chronischem Alkoholismus sein. Während der Schwangerschaft ist der Bedarf an Vitaminen zusätzlich erhöht.

Die Angaben zum Tagesbedarf von Vitaminen schwanken vielfach; hier sind die Werte der DGE (Deutsche Gesellschaft für Ernährung) genannt. Eine ziemliche Schwankungsbreite besteht auch für die Normalwertangaben im Serum.

Tipps zur Vorbeugung von Mangelerscheinungen

Bei ausgewogener Zusammensetzung der Nahrung brauchen Gesunde keinen Mangel an Mineralstoffen, Spurenelementen oder Vitaminen zu befürchten. Auch einen vorübergehenden übermäßigen Verlust von Mineralstoffen kann der Körper in der Regel wieder ausgleichen. Zu einem bedrohlichen Verlust von Elektrolyten kann es bei starkem Schwitzen infolge von hohem Fieber oder ungewöhnlicher körperlicher Anstrengung, bei massivem Verlust von Körperflüssigkeiten durch Erbrechen und Durchfall oder bei Verbrennungen kommen.

- Nach starkem Schwitzen oder bei Durchfall sollten Sie auf reichliche Zufuhr von Flüssigkeit und Mineralstoffen (Elektrolyten) achten.
- Ernähren Sie sich ausgewogen. Essen Sie vor allem viel frisches Obst und Gemüse sowie Vollkornprodukte.
- Vor allem bei Bluthochdruck sollten Sie die Aufnahme von Kochsalz kontrollieren: zwei bis drei Gramm pro Tag.

Nieren und Blase

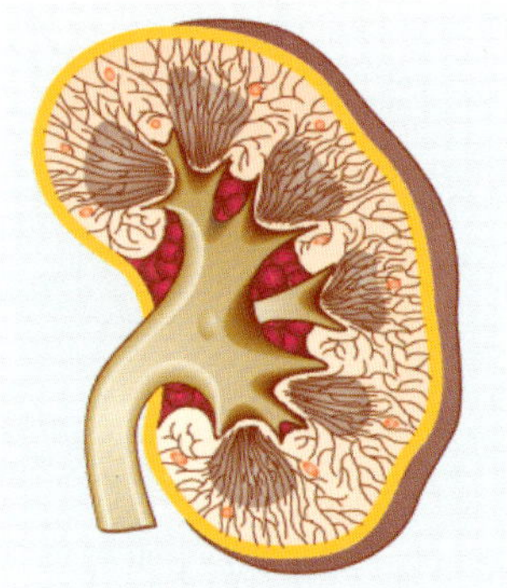

Etwa eine Million Arbeitseinheiten pro Niere sorgt dafür, dass unser Körper entgiftet wird und Flüssigkeits- und Mineralstoffhaushalt im Lot sind.

In diesem Kapitel erfahren Sie die wichtigsten Werte zur Feststellung der Nierenleistung. Auch andere Werte (Mineralstoffe, Eiweiß) geben gewisse Hinweise, sind aber eher für andere Körperfunktionen von Bedeutung.

Die Untersuchung des Urins

Ein Teil der Stoffwechselprodukte, die unser Körper nicht mehr benötigt, gelangt mit dem Blut in die Nieren. Dort wird das Blut gereinigt, und die Abfallstoffe werden mit dem Urin ausgeschieden. Pro Tag produzieren die Nieren etwa eineinhalb bis zwei Liter Harn. Seine Zusammensetzung kann wichtige Hinweise auf einige Stoffwechselstörungen sowie auf Erkrankungen der Nieren und der ableitenden Harnwege geben. Zur Harnanalyse eignet sich am besten der Morgenurin. Für die üblichen Untersuchungen reicht eine Menge von etwa 100 Millilitern aus.

Der Mittelstrahlurin

Für bestimmte Untersuchungen muss die Urinprobe besonders sorgfältig gewonnen werden, so dass der Urin nach dem Austreten aus der Harnröhre nicht mit Verunreinigungen oder Keimen in Berührung kommt, die den Test verfälschen könnten. Man verwendet dazu den so genannten Mittelstrahlurin: Nach Reinigung der Harnröhrenmündung mit Wasser wird das erste Drittel des aus der Blase ausströmenden Urins nicht verwendet, auch nicht das letzte Drittel. Nur das mittlere Drittel (Mittelstrahl) wird in einem Becher aufgefangen. Frauen sollten dabei mit zwei Fingern die kleinen Schamlippen spreizen, so dass der Harn im Strahl austreten kann.

Untersuchung mit dem Teststreifen

Zur groben Orientierung kann der Urin auch schon mit Hilfe eines einfachen Teststreifens untersucht werden. Damit können abnorme Werte für Eiweiß, Zucker, Nitrit, rote und weiße Blutkörperchen ermittelt werden. Der Teststreifen ist mit verschiedenen Reagenzien (chemischen Wirkstoffen) bestrichen und wird in die Urinprobe eingetaucht. Je nach Konzentration der Stoffe im Urin wird eine bestimmte Farbreaktion ausgelöst.

Farbe und Konzentration

Der Urin ist normalerweise klar und hat eine goldgelbe Farbe. Er kann aber auch ganz hell sein, wenn die Konzentration des Harnfarbstoffs stark verdünnt ist, weil viel Flüssigkeit durch Trinken aufgenommen wurde. Wenn man unter Durst leidet, wird der Urin stärker konzentriert und damit entsprechend dunkler. Scheidet jemand häufig stark konzentrierten Harn aus, so ist dies ein Hinweis darauf, dass er zu wenig trinkt. Eine deutlich sichtbare Eintrübung oder Rotfärbung des Urins weist in der Regel auf eine schwerer wiegende Störung hin, die weiter abgeklärt werden muss.
Durch das spezifische Gewicht des Harns wird das Gewichtsverhältnis von Urin zu Wasser ausgedrückt, d. h., um wie viel schwerer Urin im Vergleich zu Wasser ist. Dieser Wert ist abhängig von Anzahl und Masse der Teilchen im Urin.

Zucker im Harn

Steigt der Blutzuckerspiegel über 170 Milligramm/Deziliter, wird Glukose im Harn nachweisbar (Glukosurie). Das ist ein klarer Hinweis auf Diabetes mellitus. Mit dem Streifentest lassen sich große Zuckermengen leicht feststellen, für nur mäßig erhöhte Werte reicht er allerdings nicht aus. Bei Nachweis von Glukose muss der Arzt unverzüglich weitere Untersuchungen zur Abklärung eines Diabetes veranlassen.

Eiweiß im Harn

Eiweißmoleküle sind für die Filter in den Nieren normalerweise zu groß, so dass sie kaum in den Harn gelangen. Sind jedoch viele Eiweißmoleküle im Harn nachweisbar (Proteinurie), kann das auf entzündli-

Der menschliche Körper setzt pro Tag ca. zwei bis zweieinhalb Liter Wasser um. Der größte Teil der Flüssigkeit wird durch Trinken, etwa ein Drittel auch über feste Nahrung zugeführt. Die Wasserausscheidung erfolgt hauptsächlich über die Nieren, zum Teil auch über die Lunge (Wasserdampf beim Atmen), die Haut (Schwitzen) und den Darm (Stuhl). Beim Schwitzen verliert der Körper auch Mineralstoffe (Elektrolyte). Besonders hoch ist der Elektrolytverlust bei Flüssigkeitsverlusten aus dem Magen-Darm-Trakt (Durchfall oder Erbrechen).

Ein vorübergehend erhöhter Eiweißgehalt kann auch im Zusammenhang mit Fieber oder starker körperlicher Anstrengung auftreten, weil dann der Eiweißumsatz im Körper erhöht ist.

che Veränderungen oder Schäden der Nieren hinweisen, die bewirken, dass der Filter durchlässiger wird. Dies ist z. B. bei Diabetes mellitus der Fall. Bei einer Nierenerkrankung ergeben Art und Menge der Eiweißausscheidung einen Anhaltspunkt für das Ausmaß der Schädigung. Wird Eiweiß nachgewiesen, muss der Harn über 24 Stunden gesammelt werden, um die genaue Menge zu bestimmen. Zur weiteren Abklärung sind dann spezielle Laboruntersuchungen über die Art bzw. Größe der ausgeschiedenen Eiweißkörper erforderlich.

Rote und weiße Blutkörperchen

Größere Mengen von Blutzellen im Urin können auf Entzündungen, Tumorerkrankungen oder mechanische Verletzungen der Nieren und Harnwege (z. B. durch Steine) hinweisen. Ein solcher Befund sollte in jedem Fall weiter abgeklärt werden. Beim Nachweis von Blut im Urin spricht man von Hämaturie. Zu einer sichtbaren Rotfärbung des Urins kommt es allerdings erst bei sehr großen Mengen von roten Blutkörperchen. Vereinzelte Erythrozyten sind nur unter dem Mikroskop nachweisbar. Zu viele weiße Blutkörperchen (Leukozyturie) weisen auf eine Entzündung der Nieren oder der ableitenden Harnwege (Harnleiter, Blase, Harnröhre) hin.

Normalwerte des Urinstatus

▶ Frischer Mittelstrahlurin	
Zucker (Glukose)	bis 15 mg/dl
Eiweiß	0–10 mg/dl
Erythrozyten	bis 5 Zellen/µl
Leukozyten	bis 10 Zellen/µl
Nitrit	negativ
Bilirubin	10–20 mg/dl
pH-Wert	4,5–8,0
▶ Harnsediment	
Epithelien	negativ bzw. vereinzelt
Zylinder	negativ bzw. vereinzelt
Kristalle	vereinzelt

Nitrit im Harn

Im Urin kommen normalerweise Nitrate vor. Diese können durch Bakterien zu Nitrit abgebaut werden. Der positive Nachweis von Nitrit im Harn zeigt daher eine Infektion der ableitenden Harnwege mit Bakterien an. Für diese Untersuchung genügt der Streifentest.

Bilirubin im Harn

Bilirubin ist der rötlich braune Gallenfarbstoff. Es entsteht beim natürlichen Abbau der roten Blutkörperchen aus dem Hämoglobin. Das Bilirubin gelangt aus der Leber über die Gallenflüssigkeit in den Darm und wird dort mit dem Stuhl ausgeschieden. Der Farbstoff ist für die Färbung des Stuhls verantwortlich.
Wenn der Leber-Darm-Kreislauf aus irgendeinem Grund gestört ist, sammelt sich Bilirubin im Blut an und ist dort nachweisbar. Wird ein bestimmter Grenzwert überschritten, entsteht Gelbsucht (Ikterus): Die Bindehaut der Augen bzw. die Haut am ganzen Körper verfärbt sich gelb. Bilirubin kann dann auch im Harn nachgewiesen werden.

Die Bedeutung der Werte

↑ Eine erhöhte Bilirubinkonzentration kann Frühsymptom eines Leberschadens sein oder auch ein Hinweis, dass die Gallenwege durch Steine oder einen Tumor verschlossen sind, so dass die Gallenflüssigkeit nicht abfließen kann. Auch bei Blutarmut durch verstärkten Zerfall der Blutkörperchen ist der Harn durch Bilirubin verfärbt.

Harnsediment

Die mikroskopische Untersuchung des Harnsediments (Sediment = Bodensatz) dient zum Nachweis von festen Bestandteilen wie Zellen, Gewebeanteilen (Zylinder, Epithelien), Bakterien und Kristallen.

▶ Epithelien sind Gewebeanteile, die aus den Nieren oder den ableitenden Harnwegen (Harnleiter, Blase, Harnröhre) stammen können und vermehrt bei Entzündungen nachweisbar sind.

Jede Niere enthält etwa eine Million winziger Einheiten, die Nephrone. Sie bestehen aus Nierenkörperchen (Glomeruli) und Nierenkanälchen (Tubuli). Das in die Niere einströmende Blut wird in den Glomeruli gefiltert. Dabei werden Blutzellen, Blutplättchen und Eiweiß zurückgehalten; nur ein Teil des Plasmas kann hindurchfließen. In den Tubuli werden einige Bestandteile wieder ins Blut zurücktransportiert. Der Rest wird als Urin ausgeschieden. Das gereinigte Blut fließt durch die Nierenvene in den Körper zurück.

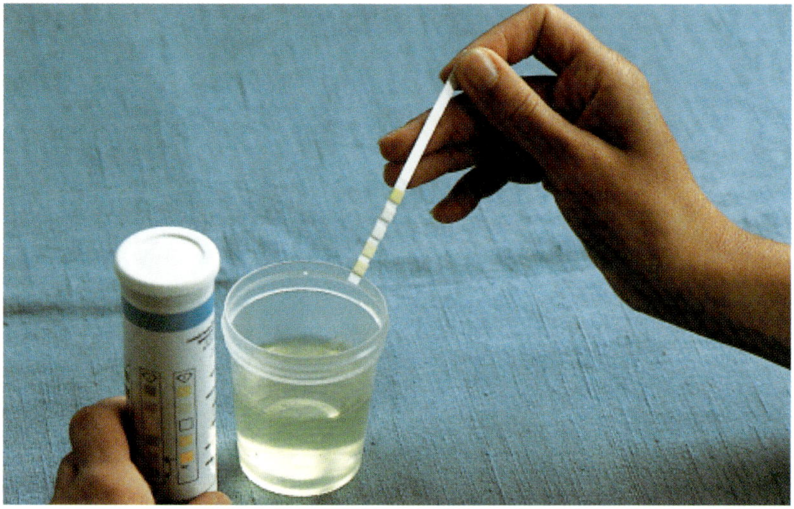

Den Harnstreifentest (Streifen sind in der Apotheke erhältlich) können Sie auch zu Hause durchführen.

- Zylinder sind geformte Bestandteile von Gewebe bzw. Zellen, die in den Harnkanälchen entstehen. Sie sind ein Hinweis auf eine Erkrankung der Nieren.
- Kristallformen im Harn weisen auf mögliche Steinbildung (Konkremente) hin. Die Zusammensetzung von Konkrementen kann im Labor genauer ermittelt werden.

Harnwegsinfekte sind keineswegs immer harmlos. Bei einem entsprechenden Verdacht sollte der Befund weiter abgeklärt werden. Wichtig ist vor allem eine gründliche Behandlung, denn unbehandelt kann die Infektion über die Harnleiter in die Nieren aufsteigen und dort bleibende Schäden anrichten.

Der pH-Wert

Der pH-Wert als Maß für den Säuregehalt des Harns ist vor allem von der aufgenommenen Nahrung abhängig. Abweichungen sollten immer im Zusammenhang mit anderen Werten beurteilt werden.

Bakterielle Untersuchung

Beim Verdacht auf eine Infektion der Nieren oder der ableitenden Harnwege sollte eine Keimzahlbestimmung erfolgen. Dazu wird im Labor mit einer Urinprobe eine Bakterienkultur angelegt. Für diese Untersuchung muss der Mittelstrahlurin (siehe Seite 64) verwendet werden, um eine Verunreinigung der Probe durch Keime anderer Herkunft

(Hautumgebung, Hände) möglichst zu vermeiden. Nach einigen Tagen kann festgestellt werden, ob bzw. in welchem Ausmaß sich eventuell vorhandene Keime vermehrt haben.

▶ Normalerweise sind kaum Bakterien nachweisbar: d. h., ein Befund bis maximal 10 000 Keime pro Milliliter gilt noch als normal.

▶ Bei Keimzahlen von über 10 000 pro Milliliter Urin besteht Verdacht auf eine Harnwegsinfektion. In diesem Fall sollte die Untersuchung zumindest wiederholt werden.

▶ Bei Keimzahlen über 100 000 pro Milliliter liegt in der Regel eine behandlungsbedürftige Harnwegsinfektion vor.

Eine geringe Menge von Keimen weist auf eine Besiedelung des vorderen Teils der Harnröhre hin. Ein solcher Befund ist in der Regel unbedenklich.

Nierenfunktionsuntersuchung

Eine der Hauptaufgaben der Nieren ist die Regulierung der Salz- und Wasserausscheidung. Dabei wird auch der pH-Wert des Blutes auf gleich bleibendem Niveau gehalten. Weiterhin werden verschiedene Endprodukte des Stoffwechsels (z. B. Harnsäure, Harnstoff) ausgeschieden. Die Konzentration dieser Stoffe im Urin und Blutserum gibt daher Hinweise auf die Nierenfunktion. Werte zur Beurteilung sind:

▶ Urinfarbe und -konzentration (spezifisches Gewicht)
▶ Gesamteiweiß, Albumin (Serum, Harn)
▶ Harnstoff (Serum, Harn)
▶ Kreatinin und Kreatinin-Clearance (Serum, Harn)
▶ Mineralstoffe (Serum): Kalium, Kalzium, Phosphat

Neben ihrer Funktion als Ausscheidungsorgane sind die Nieren auch fähig, wertvolle Bestandteile des Blutes (z. B. Aminosäuren) zu bewahren. Zusätzlich sind die Nieren (und die Nebennieren) als Produktionsorte einiger Hormone von Bedeutung.

Das Kreatinin

Kreatinin ist ein Endprodukt des Muskelstoffwechsels. Im Muskel wird Energie in Form von Kreatinphosphat chemisch gespeichert. Bei Muskelarbeit wird sie in mechanische Energie umgesetzt. Dabei entsteht aus Kreatinphosphat das Abbauprodukt Kreatinin. Das Ausmaß der Kreatininbildung ist abhängig von der Muskelmasse. Da Kreatinin fast vollständig über die Nieren ausgeschieden wird, liefert es Hinweise auf deren Filter- und Ausscheidungsfunktion.

Die Bedeutung der Werte

↑ Erhöhte Kreatininwerte im Serum weisen auf eine Nierenfunktionsstörung (Niereninsuffizienz) hin. Diese kann verursacht werden durch Schädigung der Nieren (z. B. durch Medikamente), entzündliche Prozesse in den Nieren oder auch chronische Erkrankungen, bei denen die Werte über Jahre hinweg langsam ansteigen. Seltener ist eine schwere Herzschwäche (Herzinsuffizienz) oder ein akuter Muskelzerfall (z. B. durch Quetschung) die Ursache.

↓ Erniedrigt ist das Kreatinin im Serum bei einer Verminderung der Muskelmasse, bei Krankheiten mit Muskelschwund oder auch bei jugendlichem Diabetes mellitus.

Pro Tag werden von den Nieren insgesamt 180 Liter Flüssigkeit in den Glomeruli filtriert. 99 Prozent fließen allerdings wieder in den Körper zurück. Nur etwa 1,5 Liter werden als »konzentrierter« Urin ausgeschieden.

Die Kreatinin-Clearance

Die Untersuchung der so genannten Kreatinin-Clearance dient zur Überprüfung der Nierenleistung. Kreatinin eignet sich für diesen Test, da diese Substanz relativ gut von den Nieren filtriert und ausgeschieden wird. Dazu muss der Urin über 24 Stunden gesammelt und der Kreatininspiegel sowohl im Serum als auch im Urin bestimmt werden. Aus diesen Werten wird dann die Clearance berechnet. Sie gibt die Plasmamenge an, die pro Minute von Kreatinin befreit wurde. Das bedeutet: Je höher der Wert ist, umso besser die Nierenfunktion, und umgekehrt.

Die Bedeutung der Werte

↓ Eine verminderte Kreatinin-Clearance weist auf eine geschädigte Nierenfunktion hin.

Der Normalwert des Kreatinins im Serum wird auch in Mikromol/Liter angegeben; er beträgt ca. 71 bis 133 µmol/l.

Normalwerte des Kreatinins

	Männer	Frauen
Kreatinin (Serum)	0,8–1,5 mg/dl	
Kreatinin (Urin)	1,2–2,1 g/24 h	0,8–1,2 g/24 h
Kreatinin-Clearance	75–110 ml/min	

Die Nieren und der Mineralstoffhaushalt

Die Nieren kontrollieren nicht nur die Wassermenge, sondern auch den Mineralstoffbestand im Körper, indem sie die Ausscheidung der Elektrolyte regulieren. Besonders wichtig ist die Regulierung des Salzhaushalts, von dem die Flüssigkeitsmenge im Körper stark abhängt. Aber auch Kalium, Kalzium und Phosphat müssen kontrolliert werden. Bei starken Schwankungen kann es zu Störungen im Stoffwechsel und im Herz-Kreislauf-System kommen. Konzentrationsveränderungen dieser Mineralstoffe im Serum sind ebenfalls ein Hinweis auf Nierenfunktionsstörungen.

Tipps zur Unterstützung von Nieren und Blase

Erkrankungen von Nieren und Blase sollten immer ernst genommen werden. Ohne entsprechende ärztliche Behandlung drohen Komplikationen von der Nierenfunktionsstörung bis hin zum Nierenversagen. Es gibt allerdings einige allgemeine Maßnahmen, mit denen Sie Harnwegsinfektionen oder Harnsteinen vorbeugen können.

Was nützt

- ▶ Wichtigste Regel: Viel trinken – mindestens zwei Liter pro Tag.
- ▶ Grundsätzlich ist eine normale, ausgewogene Kost empfehlenswert.
- ▶ Bei eingeschränkter Nierenfunktion sollten Sie die Eiweißzufuhr reduzieren, um die Nieren nicht zu sehr mit den Abbauprodukten von Eiweiß (z. B. Harnstoff) zu belasten.

Was schadet

- ▶ Die Kochsalzzufuhr sollte beschränkt werden (pro Tag ca. fünf Gramm). Diese Menge ist bei ausgewogener Ernährung auch ohne zusätzliches Salzen in den Speisen bereits enthalten.
- ▶ Meiden Sie scharfe Gewürze (Pfeffer, Chili, Paprika, Essig). Verwenden Sie stattdessen milde Gewürze und Kräuter.

Je nach Art und chemischer Zusammensetzung von Nierensteinen gelten verschiedene Einschränkungen, um eine erneute Steinbildung zu verhindern.

- Bei kalziumhaltigen Steinen: Reduktion von Milch, Milchprodukten und stark kalziumhaltigem Wasser
- Bei Harnsäuresteinen (Uratsteinen): purinarme Diät (Meiden von Fisch, Fleisch, Wurst, Innereien und Fleischextrakt, Gerste, Graupen und Hülsenfrüchten)
- Bei Oxalatsteinen: oxalsäurearme Diät (kein Rhabarber und Spinat) und magnesiumreiche Lebensmittel (z. B. Nüsse, Vollkornbrot)

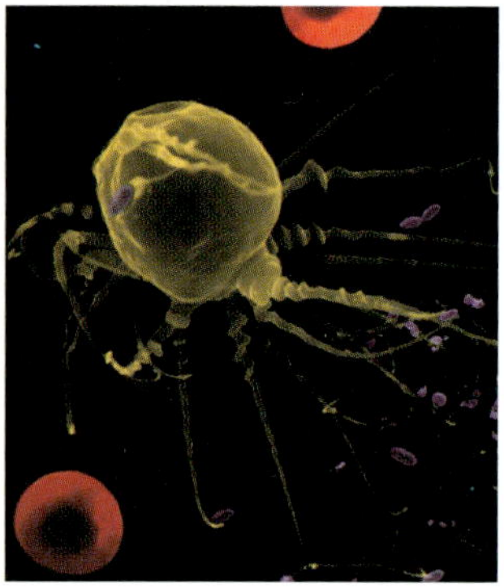

Eine Fresszelle (Makrophage) bei der Vernichtung von Bakterien.

Erhöhte Werte von Antikörpern im Serum weisen auf eine Reaktion des Immunsystems hin. Die häufigsten Ursachen sind Infektionen oder allergische Reaktionen.

Das Immunsystem

Die körpereigene Abwehr

Unser Körper hat eine ganze Reihe von Waffen, mit denen er Krankheiten abwehren kann: Haut und Schleimhäute dienen als schützende Barriere, zahlreiche Enzyme im Speichel und in der Tränenflüssigkeit töten eindringende Bakterien und andere Krankheitserreger (Viren, Pilze, Parasiten) ab, ebenso die Säure im Magen. Aber auch wenn es Krankheitserregern gelungen ist, in den Körper einzudringen, schützt uns ein gut wirksames Verteidigungssystem vor dem Krankwerden.

Schutz vor Infektionskrankheiten

Die Abwehrkräfte des Immunsystems sind entscheidend dafür, ob eine Krankheit überhaupt ausbricht und wie sie verläuft: Wenn die Abwehr intakt ist, bemerken wir von einer Infektion meist nichts. Wenn der Schutz dagegen nicht ausreicht, werden wir krank. Das ist dann der Fall, wenn das Immunsystem durch andere Krankheiten (z. B. AIDS), bestimmte Medikamente oder andere Einflüsse geschwächt ist oder die Erreger sehr gefährlich sind und sich schnell vermehren.

Antigene und Antikörper

Krankheitserreger und andere körperfremde Stoffe aus der Umwelt, die in den Körper eindringen, werden als Antigene bezeichnet. Das Immunsystem reagiert auf sie mit der Bildung von Antikörpern oder Immunglobulinen. Diese werden von B-Lymphozyten (siehe Seite 22f.) produziert. Zu einem Antigen passen immer nur bestimmte, spezifisch gegen dieses Antigen gerichtete Antikörper, so wie zu einem Schloss auch nur ein bestimmter Schlüssel passt. Diese Art der Abwehr richtet sich also gegen ein ganz bestimmtes Antigen, z. B. ein spezielles Virus.

Die Antikörper verbinden sich mit den Antigenen und bewirken auf diese Weise, dass diese (z. B. durch Fresszellen) zerstört werden. Man unterteilt die Immunglobuline in fünf verschiedene Klassen: Immunglobuline der Klasse M (IgM), G (IgG), A (IgA), D (IgD) und E (IgE). Sie haben verschiedene Aufgaben bei der Abwehr. Die im Blut zirkulierenden Immunglobuline fallen in der Elektrophorese (siehe Seite 38f.) unter die Gruppe der Gamma-Globuline.

Voraussetzung für eine gut funktionierende Abwehr ist, dass ein eindringender Erreger als fremd, d. h. als nicht zum eigenen Körper gehörend, erkannt wird. Dieses Erkennen lernt unser Immunsystem schon zum Zeitpunkt der Geburt. Alle Stoffe, die später mit dem Körper in Kontakt kommen, werden als fremd angesehen und lösen eine entsprechende Reaktion des Immunsystems aus.

Das immunologische »Gedächtnis«

Haben Lymphozyten einmal bestimmte Antikörper gebildet, können sie sich lebenslang daran »erinnern« und bei erneuter »Feindberührung« sofort wieder frisch gebildete Antikörper in den Kampf schicken. Ein Beispiel dafür sind Masern: Wer sie einmal gehabt hat, kann sie im Allgemeinen nie wieder bekommen, weil bei wiederholter Ansteckung die Masernviren sofort vernichtet werden. Diesen Zustand bezeichnet man als immun bzw. Immunität gegen die Erkrankung. Eine andere Möglichkeit, Immunität zu erwerben, ist eine Impfung.

Zusätzliche Schutzmechanismen

Neben der spezifischen Abwehr mit Hilfe der Antikörper besitzt unser Organismus ein weiteres, unspezifisches Abwehrsystem, das nicht gegen bestimmte Antigene, sondern gegen alle Fremdkörper gerichtet ist. Diese werden dabei durch so genannte Fresszellen (Makrophagen, Granulozyten, Monozyten) vernichtet.

An allen Vorgängen, die sich bei der Abwehr abspielen, sind neben verschiedenen Zellen und Antikörpern noch zahlreiche Botenstoffe (z. B. Histamin) beteiligt, die der Informationsübertragung dienen.

Wenn das Immunsystem gestört ist

Eine Störung des Immunsystems kann zum Auftreten bestimmter Erkrankungen führen.

▶ Allergien sind eine überschießende, nicht angemessene Reaktion des Immunsystems auf Stoffe aus der Umwelt. Bei vielen Allergien sind die eosinophilen Granulozyten und die Immunglobuline der Klasse IgE stark erhöht (siehe Seite79f.).

▶ Bei Autoimmunkrankheiten (siehe Seite 76) produziert das Immunsystem Antikörper, die das körpereigene Gewebe schädigen.

▶ Viele chronische Erkrankungen können das Immunsystem auf Dauer schwächen, da sie es zusätzlich belasten. Es gibt außerdem sowohl angeborene als auch erworbene Krankheiten, bei denen es durch einen Defekt im Immunsystem grundsätzlich zu einer Abwehrschwäche kommt. Bekanntes Beispiel für eine erworbene Immunschwäche ist AIDS (Acquired immune deficiency syndrome).

Beispiele für Autoimmunkrankheiten sind die Kollagenosen (z. B. systemischer Lupus erythematodes), jugendlicher Diabetes mellitus (Typ I), Morbus Basedow (Schilddrüsenüberfunktion) und einige entzündliche Gefäß- und Gelenkerkrankungen (z. B. rheumatoide Arthritis).

Nachweis von Krankheiten

Den Nachweis von bestimmten Antigenen und/oder Antikörpern kann man sich zur Diagnostik vieler Krankheiten, vor allem Infektionskrankheiten und Allergien, zunutze machen.

Bei einigen Infektionskrankheiten kann man die Erreger direkt in Körperflüssigkeiten (Blut, Urin, Eiter usw.) oder anderem Material (z. B. Hautschuppen, Gewebe, Stuhl) nachweisen. Man versucht, den Erreger oder Teile von ihm unter dem Mikroskop zu erkennen oder die Keime in speziellen Kulturen anzuzüchten und anschließend zu identifizieren. Wird eine solche Kultur angelegt, kann es mehrere Wochen dauern, bis die Erreger nachzuweisen sind. Mit modernen molekularbiologischen Methoden (z. B. der Polymerasekettenreaktion = PCR) sind schon kleinste Mengen oder auch nur Teile von Erregern nachweisbar. Dies gilt aber nicht für alle Infektionskrankheiten.

Der Antikörpernachweis

Bei vielen Krankheiten können die Erreger nicht selbst, sondern die gegen sie oder ihre Bestandteile gebildeten Antikörper im Serum nachgewiesen werden. Man spricht deshalb vom indirekten oder serologischen Nachweis. Zu Beginn oder nach einer Infektion zirkulieren eine Menge solcher Antikörper im Blut, so dass nur wenig Blut genügt, um festzustellen, ob sie vorhanden sind. Man muss dabei allerdings ganz gezielt nach einer bestimmten Art von Antikörpern suchen.

Der Titer gibt Aufschluss über Immunität

Bei den meisten Untersuchungen ist bei einem positiven Nachweis auch eine Aussage über die Menge der vorhandenen Antikörper möglich. Dabei wird die positive Reaktion in verschiedenen Verdünnungsstufen (Titer) getestet. Die Menge an nachweisbaren Antikörpern wird als Antikörpertiter bezeichnet. Dieser lässt häufig auch eine Aussage über den Zustand der Immunität zu, d. h., ob jemand gegen die Erreger durch die vorhandenen Antikörper ausreichend geschützt ist. Solche Untersuchungen werden z. B. bei Hepatitis oder Röteln durchgeführt, um festzustellen, ob eine Impfung erforderlich ist.

Der HIV-Test

▶ Die erworbene Immunschwäche AIDS (Acquired immune deficiency syndrome) wird durch verschiedene Typen des HI(Humanes Immundefekt)-Virus, kurz HIV genannt, verursacht.

▶ Mit Hilfe des AIDS- oder HIV-Tests können nach einer Ansteckung im Blutserum Antikörper nachgewiesen werden, die gegen das HIV gebildet werden. Sind Antikörper im Serum vorhanden, fällt der Test positiv aus, man spricht auch von HIV-positiv. In diesem Fall wird das Testergebnis immer durch eine andere Testmethode und eine weitere Blutprobe kontrolliert bzw. bestätigt.

▶ Nach einer Ansteckung kann es bis zu drei Monaten dauern, bis sicher Antikörper feststellbar sind. Bis dahin kann der Test (muss aber nicht) positiv sein.

▶ Es gibt seit einiger Zeit auch Verfahren, mit denen man Teile des Virus selbst bzw. die Menge der vorhandenen Viren nachweisen kann (Viruslastbestimmung). Sie eignen sich jedoch nicht für die Diagnostik, sondern nur zur Verlaufsbeobachtung und Therapiekontrolle.

▶ Der HIV-Test wird von den Gesundheitsämtern und auch in vielen Kliniken und speziellen Beratungsstellen anonym, also ohne Namensangabe, und kostenlos durchgeführt. In der Arztpraxis muss man dagegen die Kosten in der Regel selbst übernehmen.

Trotz zunehmend guter Behandlungsmöglichkeiten von AIDS ist noch keine Heilung möglich. Mit den verfügbaren Medikamenten können die Beschwerden lediglich gemildert und Krankheitsverläufe verzögert werden. Die wichtigste Maßnahme im Kampf gegen das tödliche Virus ist daher nach wie vor die Vorbeugung.

Es gibt verschiedene Methoden zum Nachweis von Antikörpern. Meist wird eine Reaktion zwischen verschiedenen Antikörpern ausgelöst. Man verwendet häufig von Tieren (etwa Mäusen oder Kaninchen) gebildete und gegen die menschlichen Immunglobuline gerichtete Antikörper. Beide heften sich aneinander und bilden dadurch Komplexe, die sich durch Farbreaktionen oder andere Techniken nachweisen lassen.

Nachweis von Autoimmunerkrankungen

Bei Autoimmunkrankheiten (auto = selbst) verwechselt das Immunsystem körpereigene Bestandteile mit fremden Antigenen: Es produziert Antikörper, die körpereigene Zellen oder andere Strukturen angreifen und schädigen oder zerstören. Solche Autoantikörper kann man bei entsprechendem Verdacht mit speziellen Methoden im Serum oder in Gewebeproben nachweisen. Auf diese Weise lassen sich bestimmte Autoimmunkrankheiten diagnostizieren. Zahlreiche verschiedene Autoantikörper können untersucht werden, z. B. die so genannten antinukleären Antikörper, die gegen Zellkerne gerichtet sind und sich bei mehreren Autoimmunerkrankungen nachweisen lassen.

Der Rheumafaktor

Beim Rheumafaktor (Kurzform: RF) handelt es sich um Antikörper gegen körpereigene Immunglobuline. Sie sind bei einigen chronisch rheumatischen Erkrankungen im Serum nachweisbar.

Die Bedeutung der Werte

Ein positiver RF weist in erster Linie auf eine rheumatoide Arthritis (meist chronische Polyarthritis) hin. In seltenen Fällen ist der RF auch bei Gesunden oder bei Patienten mit Lebererkrankungen positiv.

Der Antistreptolysintiter

Der Antistreptolysintiter gibt Auskunft über die Menge an Antikörpern gegen eine von bestimmten Streptokokken gebildete schädliche

Rheumaserologische Untersuchungen

Rheumafaktor (RF) negativ	bis 30 U/ml
Antistreptolysintiter (AST, ASL)	bis 200 U/ml
Antistaphylolysintiter	bis 2,0 U/ml

Substanz (Toxin), das Streptolysin. Bestimmte Gruppen dieser Bakterienart spielen eine bedeutende Rolle bei verbreiteten Infektionen sowie Erkrankungen des rheumatischen Formenkreises.

Die Bedeutung der Werte

In der Regel ist der Antistreptolysintiter bei den meisten durch Streptokokken verursachten Infektionen wie rheumatischem Fieber, Scharlach, Angina (Tonsillitis) sowie Entzündungen der Herzinnenhaut (Endokarditis) oder der Nieren (Glomerulonephritis) erhöht.

Der Antistaphylolysintiter

Mit dem Antistaphylolysintiter werden die Antikörper gegen das von Staphylokokken gebildete Staphylolysin erfasst.

Die Bedeutung der Werte

Erhöhte Werte finden sich meistens bei Infektionen durch Staphylokokken und dadurch bedingten rheumatischen Erkrankungen.

Allergien

Allergie bedeutet eigentlich veränderte Reaktionslage, wird aber im Allgemeinen mit Überempfindlichkeit gleichgesetzt. Es handelt sich um eine überschießende Reaktion des Immunsystems auf Substanzen aus der Umwelt, die Allergene. Voraussetzung für das Entstehen einer Allergie ist ein wiederholter Kontakt mit den Allergenen. Den Vorgang, der sich dabei abspielt, bezeichnet man auch als Sensibilisierung, d. h., der Körper wird für ein auslösendes Allergen empfindlich.

Typische allergische Reaktionen

Bei echten allergischen Reaktionen unterscheidet man verschiedene Reaktionstypen. Die wichtigsten sind die Reaktion vom Soforttyp, die meist unmittelbar nach Kontakt mit dem Allergen eintritt, und die

An der Entstehung einer Allergie sind viele Faktoren beteiligt, die nicht immer alle bekannt sind. Eine erbliche Neigung (Atopie) spielt zumeist eine bedeutende Rolle. Häufig treten auch Überempfindlichkeitsreaktionen auf, die nicht aufgrund einer Reaktion des Immunsystems mit Antikörperbildung, sondern durch andere Mechanismen zustande kommen. Nicht jede Überempfindlichkeit ist also gleich eine Allergie.

Im schlimmsten Fall einer allergischen Reaktion kann es zu gefährlichen Allgemeinsymptomen wie Blutdruckabfall, Hautausschlag und Schwellungen sowie Übelkeit bis hin zur Bewusstlosigkeit kommen. Diese Art von Reaktion nennt man anaphylaktischen Schock. Sie ist glücklicherweise relativ selten. Ursache kann eine Allergie auf Nahrungs- und Arzneimittel, Insektengift oder auch andere Stoffe sein.

Spättypreaktion, zu der es erst nach einigen Stunden bis Tagen kommt. Typisches Beispiel für eine Sofortreaktion ist der Heuschnupfen (Rhinitis allergica) oder das allergische Asthma. Sie werden in der Regel durch Inhalationsallergene, also Stoffe in der Atemluft, ausgelöst. Besonders häufig handelt es sich dabei um Pollen, Hausstaub und Tierallergene.

Eine typische Spätreaktion ist die Kontaktallergie. Dabei kommt es nach direktem Hautkontakt mit einem auslösenden Stoff zu Hautreaktionen wie Ekzemen mit Rötung, Blasenbildung oder Schuppung der Haut. Bekanntestes Beispiel ist die Nickelallergie, die sich als Unverträglichkeit von Modeschmuck oder anderen nickelhaltigen Gegenständen (z. B. Hosenknopf) äußert.

Wie werden Allergien diagnostiziert?

▶ **Befragung (Anamnese):** Wichtig zur Abklärung von Allergien ist eine eingehende Befragung durch den Arzt. Dabei wird nach aktuellen und früheren Beschwerden und deren Begleitumständen gefragt. Der Arzt ist hier besonders auf Ihre Mithilfe angewiesen. Berichten Sie ihm alles, was Ihnen im Zusammenhang mit den Beschwerden auffällt.

▶ **Hauttests:** Der nächste Schritt bei der Allergiediagnostik ist meist ein Hauttest. In der Regel wird ein Pricktest durchgeführt. Dabei werden Tropfen von Testlösungen auf die Haut (am Unterarm oder Rücken) aufgetragen, und anschließend wird die Haut mit einer Nadel oder Lanzette oberflächlich angeritzt. Bereits nach 15 bis 20 Minuten kann das Ergebnis abgelesen werden. Damit können vor allem Inhalationsallergene und Nahrungsmittel getestet werden. Beim Intrakutantest wird die Testlösung mit einer feinen Kanüle direkt in die Haut gespritzt.

▶ **Labortests** (siehe Seite 79f.)

▶ **Provokationstest:** Dieser Test wird nur gelegentlich durchgeführt. Er dient dazu, die Auslösbarkeit an dem Organ, an dem die Beschwerden normalerweise auftreten, nachzuweisen bzw. zu bestätigen. Dadurch gewinnt man größere Sicherheit – insbesondere dann, wenn die übrigen Testungen ergebnislos oder nicht eindeutig waren. Bei Inhala-

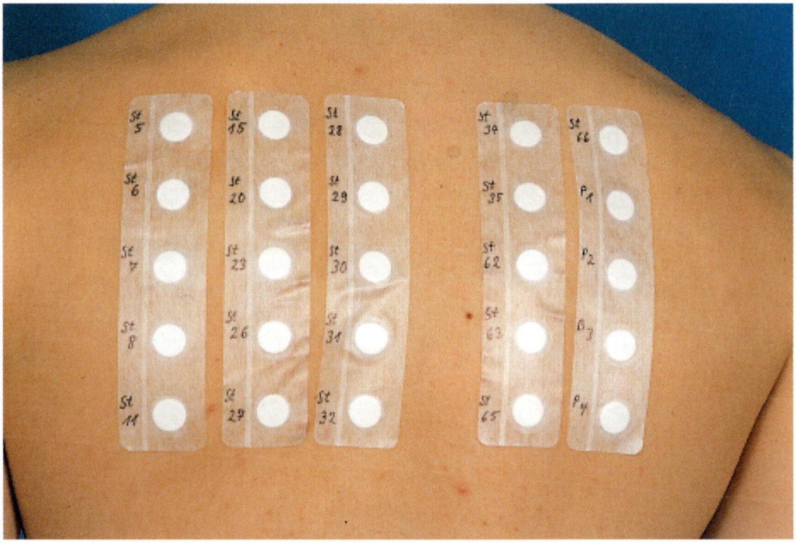

Beim Epikutantest werden Pflaster mit verschiedenen Testsubstanzen auf die Haut aufgebracht. Nach einigen Tagen zeigen sich dann Hautreaktionen, falls eine Kontaktallergie besteht.

tionsallergenen wird der Provokationstest meist an der Nase, seltener an der Lunge durchgeführt. Mit speziellen Geräten können dabei durch die Provokation bedingte Änderungen des Atemwiderstands gemessen werden.

▶ **Epikutantest:** Dieser Hauttest wird zur Abklärung einer Kontaktallergie durchgeführt. Dabei werden Pflaster mit verschiedenen Testsubstanzen – in der Regel auf den Rücken – aufgeklebt. Dort müssen sie ein bis zwei Tage verbleiben. Das endgültige Testergebnis wird erst ein bis zwei Tage nach Abnahme des Pflasters abgelesen, da es bei der Kontaktallergie im Allgemeinen so lange dauert, bis es zu einer Hautreaktion kommt.

Labortests auf Immunglobulin E

Der Nachweis von Antikörpern dient zur Abklärung von bestimmten allergischen Erkrankungen. Da bei einer Allergie zu viele Antikörper gebildet werden, lassen sie sich bei Allergikern oft in großen Mengen im Serum nachweisen. Für die Untersuchung muss nur wenig Blut abgenommen werden.

Prick-, Intrakutan- und Provokationstests sollten nur durchgeführt werden, wenn zuvor keine Medikamente zur Behandlung einer Allergie eingenommen wurden. Denn in diesem Fall kann die Testreaktion durch das Medikament abgeschwächt werden. Sprechen Sie mit Ihrem Arzt, falls Sie entsprechende Medikamente einnehmen und ein Test geplant ist.

Werte bei Allergietests

Gesamt-IgE	erhöht ab 100 kU/l		
	RAST-Klassen	**CAP-Klassen**	**Messwert**
Negativ	0	0	unter 0,35 kU/l
Schwach positiv	1	1	0,36–0,7 kU/l
Positiv	2	2	0,71–3,5 kU/l
	3	3	3,5–17,5 kU/l
Stark positiv	4		bis 17,5 kU/l
		4	17,5–50 kU/l
		5	50,1–100 kU/l
		6	über 100 kU/l

Das Immunglobulin E (IgE) spielt eine wichtige Rolle bei allergischen Reaktionen. Bei Erkrankungen wie Heuschnupfen, Neurodermitis (atopisches Ekzem) oder allergischem Asthma ist die Gesamtmenge des IgE im Serum häufig (jedoch nicht immer) erhöht.
Darüber hinaus kann man spezifisches IgE gegen ganz bestimmte Stoffe, auf die jemand allergisch ist (z. B. Pollen, Nahrungsmittel), nachweisen. Nach ihrer Bestimmungsmethode wird diese Untersuchung auf Allergene auch RAST (Radio-Allergo-Sorbent-Test) genannt.
Seit einiger Zeit wird die CAP-Methode immer häufiger eingesetzt, die noch empfindlicher ist als der RAST. Beide Tests werden angewendet, um zusätzliche Sicherheit zum Hauttest zu bekommen. Allerdings sind nicht bei jeder Allergie spezifische IgE-Antikörper nachweisbar.

Bei bestimmten Blutgruppen des AB0-Systems ist auch dann eine Blutübertragung möglich, wenn Spender und Empfänger nicht die gleiche Blutgruppe haben, d. h., sie sind kompatibel. Bei nicht passenden Blutgruppen spricht man von Blutgruppeninkompatibilität.

Blutgruppen

Erythrozyten (rote Blutkörperchen) und andere Körperzellen besitzen Eigenschaften, durch die sie – in einem fremden Körper – als Antigene wirken können. Diese Eigenschaften werden auch als Blutgruppen bezeichnet; sie werden weitervererbt. Die Blutgruppe wird durch einen Test festgestellt, für den man nur einige Tropfen Blut benötigt. Die Bestimmung der Blutgruppen hat vor allem bei Blutübertragungen (Transfusionen) und Organtransplantationen praktische Bedeutung, aber auch in der Rechtsmedizin bei der Aufklärung von Straftaten sowie zum Abstammungsnachweis (z. B. zur Klärung einer Vaterschaft). Der so genannte Rhesusfaktor spielt auch bei der Schwangerschaft eine Rolle, wenn die Mutter rh-negativ und das Kind (aufgrund der vom Vater vererbten Eigenschaften) Rh-positiv ist. Vor jeder Transfusion muss die Blutgruppe des Spenders und des Empfängers bekannt sein und die Verträglichkeit getestet werden (Kreuzprobe). Wird z. B. bei einer Transfusion Blut einer nicht passenden Blutgruppe übertragen, verkleben die Erythrozyten und platzen (Hämolyse). Dies hat schwer wiegende Folgen für den Empfänger. Bei einer Organtransplantation besteht die Gefahr der Abstoßungsreaktion des fremden Organs, wenn die Blutgruppen von Spender und Empfänger nicht übereinstimmen.

Die wichtigsten Blutgruppensysteme

▶ **AB0-System:** Es werden die vier Gruppen 0, A, B und AB unterschieden. Die Erythrozyten wirken in einem fremden Körper mit andersartiger Blutgruppe als Antigene. Zusätzlich befinden sich im Serum Antikörper gegen andere Blutgruppen (außer bei Blutgruppe 0).

▶ **Rhesussystem (Rhesusfaktor, D):** Hier unterscheidet man zwischen Rhesus-positiven (Rh+) und -negativen (rh–) Eigenschaften der Erythrozyten. Antikörper bilden sich jedoch erst nach vorherigem Kontakt mit der anderen Gruppe.

▶ **HLA-System (humane Leukozytenantigene):** Die Antigene wurden zuerst auf den Leukozyten entdeckt, sind aber auch auf anderen Zellen vorhanden. Dabei gibt es zahlreiche Untergruppen. Sie spielen vor allem bei Transplantationen eine Rolle.

Das HLA-System spielt auch beim Auftreten einiger Krankheiten eine Rolle. So hat man festgestellt, dass manche Erkrankungen – vor allem solche, die mit Störungen des Immunsystems einhergehen – gehäuft bei Menschen mit einem bestimmten HLA-Typ vorkommen. Zu diesen Krankheiten zählen beispielsweise die Schuppenflechte (Psoriasis) oder der Typ-I-Diabetes.

Tumormarker

Unter Tumormarkern versteht man völlig unterschiedliche Veränderungen, die Zellen oder verschiedene Substanzen wie Hormone, Enzyme oder auch Antigene betreffen. Die quantitative oder qualitative Analyse dieser Veränderungen ermöglicht eine Aussage über das Vorliegen, den Verlauf oder den voraussichtlichen Ausgang (Prognose) einer gut- oder bösartigen Tumorerkrankung. Für viele Tumorarten gibt es bestimmte Tumormarker, deren positiver bzw. vermehrter Nachweis im Zusammenhang mit der Erkrankung steht. Die meisten Tumormarker werden vom Tumor selbst gebildet, oder ihre Produktion wird durch den Tumor angeregt.

Eine ganze Reihe von Tumormarkern ist heutzutage bekannt. Beispiele sind die Antigene CEA (karzinoembryonales Antigen), AFP (Alpha-Fetoprotein) und CA 19-9, das Hormon Beta-HCG und das Enzym NSE (neuronenspezifische Enolase). Übermäßige Mengen eines bestimmten Hormons können auf einen Tumor der für die Bildung des Hormons verantwortlichen Drüse hinweisen.

Für die Vorbeugung von Krebserkrankungen gilt das Gleiche wie für die Abwehr von Infektionskrankheiten durch die Stärkung des Immunsystems. Obwohl bei Tumorerkrankungen auch sehr viele nicht beeinflussbare Faktoren (z. B. Erbanlagen) eine Rolle spielen, kann man durch die Verminderung von Risikofaktoren, durch Ernährung, Bewegung und eine ausgeglichene Lebensführung einiges zur Vermeidung von Krebs beitragen.

Wann eine Bestimmung sinnvoll ist

Bis auf wenige Ausnahmen (z. B. prostataspezifische Tumormarker) sind die Tumormarkeruntersuchungen zur routinemäßigen Früherkennung (Screening) von Krebs nicht geeignet, sondern lediglich zur Verlaufskontrolle oder Überwachung einer Therapie. Denn nach einer erfolgreichen Therapie normalisieren sich die Werte in der Regel wieder. Die Tests sind nicht immer absolut zuverlässig: Auch bei Gesunden werden gelegentlich Tumormarker gefunden; andererseits schließt ein negativer Befund einen Tumor nicht aus.

Tipps zur Stärkung des Immunsystems

Durch die folgenden Maßnahmen können Sie zwar nicht jede Krankheit verhindern, aber Ihre Abwehr stärken und damit Häufigkeit und Schwere vieler Erkrankungen vermindern.

Was nützt

- Gönnen Sie sich im Alltag genügend Ruhepausen und Erholung. Versuchen Sie, sich möglichst häufig bewusst zu entspannen, z. B. durch Entspannungstechniken wie autogenes Training oder Yoga.

- Ernähren Sie sich möglichst ausgewogen, und achten Sie auf eine ausreichende Zufuhr vollwertiger bzw. lebenswichtiger Stoffe (Vitamine, Mineralstoffe, Ballaststoffe).
- Regelmäßige Abhärtungsmaßnahmen fördern die körperliche Widerstandskraft (z. B. Sauna, Wechselduschen oder -bäder).
- Bewegen Sie sich viel an der frischen Luft.
- Sorgen Sie für ausreichenden und erholsamen Schlaf.
- Zahlreiche wissenschaftliche Untersuchungen zeigen einen Zusammenhang zwischen psychischer Verfassung und Funktionstüchtigkeit des Immunsystems. Versuchen Sie, eine positive Lebenseinstellung zu gewinnen und zu erhalten, um Ihre Abwehr zu unterstützen.
- Verschiedene Mittel aus der Apotheke oder dem Reformhaus, z. B. Echinacea- oder Zinkpräparate, können zur Stabilisierung des Immunsystems beitragen. Allerdings muss man diese Mittel im Allgemeinen regelmäßig und über längere Zeit einnehmen.

Was schadet

- Vermeiden Sie (ständigen) Stress, Ärger oder Kummer.
- Übermäßiger Alkoholkonsum und Rauchen schwächen die Abwehr.
- Vermeiden Sie ein unkontrolliertes Abkühlen des Körpers durch Nässe, Zugluft oder zu leichte Bekleidung – vor allem beim Sport.
- Der dauernde Aufenthalt (z. B. während der Arbeit) in überheizten Räumen oder bei sehr trockener Raumluft (Klimaanlage) ist ungünstig. Verbessern Sie das Raumklima durch regelmäßiges Lüften oder das Aufstellen von Luftbefeuchtern.
- Auslöser für manche chronische Krankheiten kann ein im Körper vorhandener chronischer Entzündungsherd (z. B. Zahn- oder Mandelentzündung) sein, der selbst nicht unbedingt Beschwerden macht. Lassen Sie dies gegebenenfalls abklären und behandeln.
- Essen Sie möglichst wenig Lebensmittel, die geräuchert, gepökelt oder mit Nitrat konserviert sind. Diese Speisen nur kurz kochen oder braten, da dabei Krebs erzeugende Stoffe (Nitrosamine) entstehen.
- Essen Sie keine angeschimmelten Lebensmittel (Ausnahme: Schimmelkäse). Einige Schimmelpilze bilden Gifte, die Aflatoxine, die Krebs erregend wirken können.

Lachen und eine fröhliche Stimmung regen im Gehirn die Produktion von Botenstoffen an, die das Gefühl von Glück und Entspannung erzeugen. Gleichzeitig werden Stresshormone verringert. Sie können Ihr Immunsystem auch dadurch stärken, dass Sie sich öfter eine angenehme, lustige Ablenkung vom Alltagsstress und Ihrer Seele eine Erholungsphase gönnen.

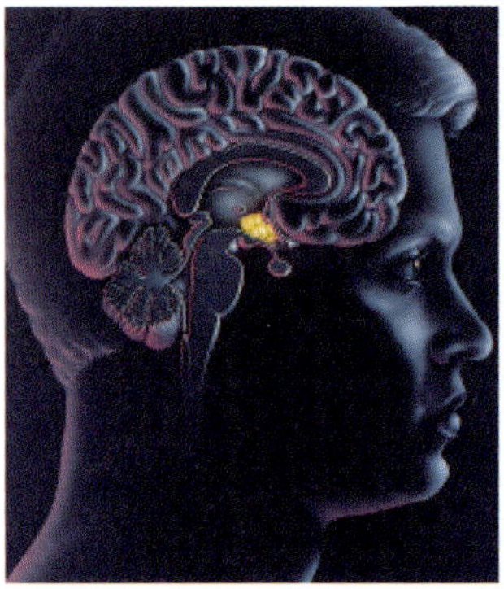

Der Hypothalamus (gelber Bereich) ist das Regelzentrum des Gehirns; er steuert die Hormonproduktion.

Das Hormonsystem

Hormone sind chemische Botenstoffe unseres Körpers, die der Informationsübertragung dienen. Im engen Zusammenspiel mit dem Nervensystem regelt das Hormonsystem Ernährung, Stoffwechsel, Körperwachstum, -reifung und Fortpflanzung sowie die Anpassung an verschiedene Situationen, z. B. Stress. Hormone stammen aus hormonproduzierenden Zellen verschiedener Organe und werden über das Blut an ihren Wirkungsort transportiert. Dabei handelt es sich um andere, untergeordnete Hormondrüsen, die ihrerseits Hormone bilden, oder um Zellen von Zielorganen. Solche Zellen besitzen Rezeptoren, die auf die Hormone reagieren. Mediziner nennen das Hormonsystem endokrines System und das Fachgebiet Endokrinologie.

Unser Verhalten, unsere Gefühle, die körperliche und psychische Entwicklung, das Bedürfnis nach Essen, Trinken, Schlafen sowie unsere Sexualität werden entscheidend von Hormonen beeinflusst.

Ein kompliziertes Regelsystem

Zwei Organe im Gehirn sind für die Steuerung des Hormonsystems zuständig: der Hypothalamus und die Hirnanhangsdrüse (Hypophyse). Der Hypothalamus ist die Schaltstelle zwischen Nerven- und Hormonsystem. Bei eintreffenden Nervensignalen sendet er seine Hormone an die Hypophyse. Diese wird – je nach Art der Hypothalamushormone – zu einer verstärkten oder verminderten Freisetzung von Hypophysenhormonen ins Blut veranlasst. Diese sind für die Zielorgane im Körper bestimmt und lösen dort weitere Reaktionen aus.

In der Schilddrüse, der Bauchspeicheldrüse, den Geschlechtsorganen (Keimdrüsen) und in den Nebennieren werden die peripheren Hormone gebildet. Auch sie steuern als Botenstoffe die Körperfunktionen. Die eigentliche Wirkung der Hormone besteht darin, dass sie in den Zielzellen Stoffwechselreaktionen beeinflussen. Durch ein kompliziertes, ausgeklügeltes Regelsystem werden die Hormonspiegel im ganzen Körper gesteuert. Mit Hilfe von Rückkoppelungsmechanismen werden zu hohe oder zu niedrige Hormonspiegel innerhalb von kürzester Zeit wieder ausgeglichen.

Hormontests

Die Hormonspiegel im Serum oder Urin lassen sich zwar messen. Da die meisten Hormone jedoch nur in sehr kleinen Mengen vorhanden sind, ist diese Untersuchung relativ aufwändig und wird nur bei besonderen Fragestellungen vorgenommen. Zudem sind die Spiegel zahlreicher Hormone im Blut erheblichen Schwankungen durch Tagesrhythmus, körperliche Aktivität oder andere biologische Rhythmen (z. B. Menstruationszyklus) unterworfen. Diese Einflussgrößen müssen bei der Bewertung von Befunden immer berücksichtigt werden. Meistens genügt es nicht, nur einen einzelnen Wert zu erfassen, sondern es müssen mehrere Messungen, gegebenenfalls auch Funktionstests durchgeführt werden, um Zusammenhänge zu überprüfen und Störungen in der Regulation festzustellen.

Die meisten Hormone haben sehr vielfältige Aufgaben. Dementsprechend sind auch die möglichen Auswirkungen bzw. Krankheitserscheinungen sehr unterschiedlich, wenn es zu einer krankhaften Überproduktion oder einem Mangel kommt. Die Art der Symptome liefert dem Arzt jedoch wichtige Hinweise, um nach einer möglichen Störung gezielt zu suchen. Deshalb kann jede Information über Auffälligkeiten von Bedeutung sein.

Die Schilddrüsenhormone

Die im Halsbereich gelegene Schilddrüse (Glandula thyreoidea) produziert und speichert die beiden Schilddrüsenhormone, das Thyroxin (T4) und das Trijodthyronin (T3), sowie das Kalzitonin. T3 und T4 spielen eine wichtige Rolle beim Körperwachstum und beim Stoffwechsel. Sie steuern insbesondere den Grundumsatz, also die Umwandlung von Nährstoffen in Energie. Kalzitonin ist im Wesentlichen an der Regulation des Kalziumstoffwechsels beteiligt (siehe Seite 57ff.).

Ursachen für Störungen

Störungen der Schilddrüsenfunktion können auf zwei Ebenen liegen: einmal beim Organ selbst und zum anderen im Bereich der Hirnanhangsdrüse (Hypophyse), wenn die Stimulation der Schilddrüse gestört ist. Zur Abklärung von Funktionsstörungen müssen nicht nur die beiden Schilddrüsenhormone T3 und T4, sondern auch das die Schilddrüse stimulierende Hormon TSH (thyreotropes oder thyreoidstimulierendes Hormon) der Hypophyse im Serum bestimmt werden.

Der Hormonregelkreis ist ein kompliziertes System. Beeinflusst wird er durch von außen kommende und im Körper entstandene Störfaktoren ebenso wie durch psychisch-emotionale Einflüsse.

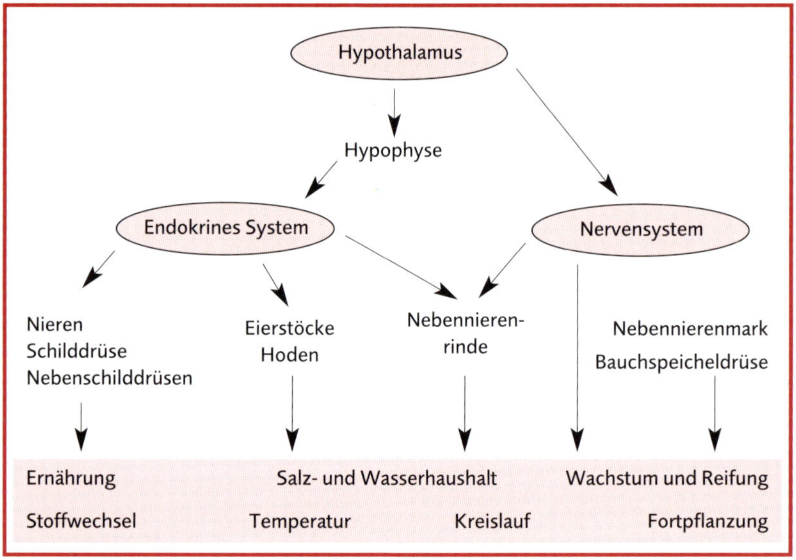

Der TRH-Test

Der TRH-Test ist ein so genannter Funktionstest (siehe Seite 14) und dient zur Abklärung einer Schilddrüsenfunktionsstörung bzw. des Regelmechanismus zwischen Hypophyse und Schilddrüse.

Dazu wird zweimal im Abstand von 30 Minuten Blut abgenommen und dabei jeweils der TSH-Spiegel bestimmt. Bei der ersten Blutentnahme wird der so genannte Basalwert gemessen. Unmittelbar danach wird ein künstlich hergestelltes Hypothalamushormon (TRH) in die Vene gespritzt, das normalerweise eine verstärkte Ausschüttung von TSH bewirkt. Bei der zweiten Blutprobe wird dann erneut der TSH-Spiegel gemessen, um entsprechende Veränderungen festzustellen.

Kropfbildungen und Störungen der Schilddrüsenfunktion müssen vom Arzt abgeklärt und behandelt werden. Auch bezüglich einer Diät sollte man sich vom Arzt beraten lassen. Je nach Funktionsstörung können die Empfehlungen völlig unterschiedlich aussehen.

Unter- und Überfunktion der Schilddrüse

▶ **Unterfunktion:** Bei einer Unterfunktion der Schilddrüse (Hypothyreose) sind fast alle Körperfunktionen und der so genannte Grundumsatz verlangsamt. Als Folge davon kommt es zu Müdigkeit, niedrigem Puls, Kälteempfindlichkeit und Gewichtszunahme. Bestimmte Stoffwechselprodukte sammeln sich vermehrt im Gewebe an und bewirken Schwellungen (Ödeme) im Gesicht, vor allem an den Augenlidern. Diese Schwellungen nennt man auch Myxödem. Bei ausgeprägtem Jodmangel kann es trotz vergrößerter Schilddrüse zu einer Unterfunktion kommen.

▶ **Überfunktion:** Bei einer Überfunktion der Schilddrüse (Hyperthyreose) ist der Grundumsatz erhöht. Daher kommt es zu schnellem Puls (Tachykardie), Unruhe und Nervosität, Zittern der Hände, starker Wärmeentwicklung mit Schweißausbrüchen sowie Gewichtsabnahme. Zusätzlich beobachtet man in vielen Fällen ein deutliches Hervortreten der Augäpfel (Exophthalmus). In den meisten Fällen kommt es gleichzeitig zur Kropfbildung. Häufig liegt einer Hyperthyreose die Basedow-Krankheit (Morbus Basedow) zugrunde, die durch Autoantikörper verursacht wird. Diese lassen sich im Serum nachweisen.

Der Kropf (Struma)

Unter Struma versteht man eine gleichmäßige (diffuse) oder knotige Vergrößerung der Schilddrüse. Häufigste Ursache ist ein chronischer Jodmangel in der Nahrung bzw. im Trinkwasser. Dadurch werden zu wenig Schilddrüsenhormone (T3, T4) gebildet. Als Folge davon steigt das TSH an, um die Schilddrüse zur vermehrten Hormonproduktion anzuregen. Bleibt das TSH über längere Zeit erhöht, kommt es zu einer Vermehrung der Schilddrüsenzellen (und damit zu einer Vergrößerung), um den Mangel an Schilddrüsenhormonen im Körper wieder auszugleichen. Seltenere Ursachen für einen Kropf können eine Überfunktion (Basedow-Krankheit) und eine Tumorbildung sein.

Normalwerte der Schilddrüsenhormone

Thyroxin (T4)	5–12 µg/dl
Trijodthyronin (T3)	50–200 ng/dl
TSH (Basalwert)	0,6–6,0 mU/l
TSH bei TRH-Test	bis 25 mU/l

In vielen Gegenden – vor allem in Süddeutschland – wird mit der Nahrung oft zu wenig Jod aufgenommen; in Küstengebieten wird dagegen mehr Jod verzehrt. Einem Jodmangel kann man durch die Verwendung von jodiertem Speisesalz und durch jodreiche Nahrungsmittel vorbeugen. Zu Letzteren zählen Meeresfrüchte, Seefisch, Champignons, Spinat und Eier. Bei Kropfneigung sollten alle Kohl- und Rübensorten aus dem Speiseplan gestrichen werden, da sie Kropf erzeugende Substanzen besitzen.

Die Nebennierenhormone

Die Nebennieren sind kleine, paarig angelegte Organe, die am oberen Pol der Nieren gelegen sind. Man unterscheidet das innere Mark und die Nebennierenrinden (NNR). Adrenalin und Noradrenalin werden im Nebennierenmark gebildet. Sie werden vor allem bei Stress ausgeschüttet und bewirken, dass wir in Gefahrensituationen – durch Flucht oder Angriff – schnell reagieren können, indem sie den Herzschlag beschleunigen, den Blutdruck erhöhen, die Atmung verbessern und den Blutzuckerstoffwechsel beeinflussen. In der Nebennierenrinde werden u. a. Sexualhormone und die Kortikosteroide (Kortikoide) gebildet. Deren Hauptvertreter ist das Kortisol. Diese Hormone haben vielfältige Wirkungen im Körper. Beispielsweise steuern sie den Mineral- und Wasserhaushalt, fördern die Bildung von Zucker aus Eiweiß und hemmen Entzündungsprozesse.

Beim Mann werden die Androgene in den Hoden, bei der Frau – in sehr geringen Mengen – in den Eierstöcken und den Nebennierenrinden gebildet. Bei Frauen kann ein erhöhter Testosteronspiegel Akne verursachen. Starke Zunahme des Testosterons führt bei Frauen auch zu einer vermehrten Behaarung mit männlichem Behaarungsmuster.

Die Sexualhormone

Die Sexualhormone werden hauptsächlich von den Keimdrüsen der Geschlechtsorgane gebildet: im Hoden beim Mann und im Eierstock bei der Frau. Ein geringer Anteil wird auch von den Nebennierenrinden ausgeschüttet. Die Keimdrüsen werden im Wesentlichen durch die beiden Hypophysenhormone LH (luteinisierendes Hormon) und FSH (follikelstimulierendes Hormon) stimuliert. Bei beiden Geschlechtern werden sowohl männliche als auch weibliche Sexualhormone gebildet, allerdings ist der Anteil jeweils sehr unterschiedlich. Die Menge der vorhandenen Hormone ist entscheidend für die Entwicklung und Ausprägung der Geschlechtsmerkmale.

Männliche Geschlechtshormone

Die männlichen Sexualhormone werden auch Androgene genannt. Ihr Hauptvertreter ist das Testosteron. Es fördert die Entwicklung der männlichen Geschlechtsmerkmale, die Samenbildung und den Geschlechtstrieb des Mannes. Testosteron wirkt außerdem gewebeaufbauend (anabol), was sich an der stärker entwickelten Muskulatur des Mannes zeigt. Es fördert auch die Aktivität der Talgdrüsen. Wenn es während der Pubertät zu einer Vermehrung des Testosterons im Körper kommt, wird die Haut fettiger, und viele Jugendliche leiden dann an Akne.

Die weiblichen Sexualhormone

Während beim Mann die Keimdrüsen relativ gleichmäßig durch die Hirnanhangsdrüse stimuliert werden, kommt es bei der geschlechtsreifen Frau zu einer wechselnd starken Hormonausschüttung. Diese periodischen Schwankungen bewirken den Menstruationszyklus. Dabei spielen mehrere Hormone eine Rolle, die über einen ausgeklügelten Regelmechanismus zusammenwirken.

Normalwerte wichtiger Hormone

Hormon	Männer	Frauen
▶ Adrenalin	bis 85 ng/l	bis 85 ng/l
▶ Kortisol		
Morgens	5–25 µg/dl	5–25 µg/dl
Abends	2,5–12,5 µg/dl	2,5–12,5 µg/dl
▶ Testosteron	300–1000 ng/ml	bis 90 ng/ml
▶ Östradiol (Östrogen)	bis 35 ng/l	
1. Zyklushälfte		30–120 ng/l
Zyklusmitte		150–350 ng/l
2. Zyklushälfte		100–210 ng/l
Menopause (nach den Wechseljahren)		10–35 ng/l
▶ Progesteron (Gestagen)	bis 1 ng/ml	
1. Zyklushälfte		bis 1 ng/ml
7. Tag nach Eisprung		über 15 ng/ml
10. Tag nach Eisprung		über 10 ng/ml
Menopause		bis 1 ng/ml
▶ HCG (humanes Choriongonadotropin)	bis 5 U/l	bis 10 U/l

Die Normalwerte für die meisten Hormone sind stark abhängig von der Messmethode im Labor und unterliegen zudem tageszeitlichen und anderen situationsbedingten Schwankungen. Bei Frauen sind vor allem die Sexualhormone deutlich zyklusabhängig. Bei den sehr geringen Konzentrationen machen sich die Unterschiede noch deutlicher bemerkbar. Daher können die angegebenen Werte nur als ungefähre Richtlinien angesehen werden und sind nicht verbindlich.

Störungen können nur beurteilt werden, wenn man mehrere Werte heranzieht und den zeitlichen Zusammenhang mit dem Menstruationszyklus berücksichtigt. Nach der letzten Regelblutung (Menopause) werden wesentlich weniger Sexualhormone gebildet.

Östrogenmangel während der Wechseljahre und danach ist die Hauptursache für Osteoporose (Knochenschwund). Ein Mangel an Vitamin D (das die Kalziumaufnahme aus dem Darm fördert) oder Kalzium kann den Knochenschwund verstärken.

Die Östrogene

Östrogene werden bei der Frau im Eierstock (Ovar) und – während der Schwangerschaft – im Mutterkuchen (Plazenta) gebildet. Zu den Östrogenen zählen verschiedene Substanzen; die wichtigste ist das Östradiol. Östrogene sind von Bedeutung für die Entwicklung der weiblichen Geschlechtsmerkmale. Sie sind aber auch am Aufbau der Gebärmutterschleimhaut, an der Eireifung und am Befruchtungsvorgang beteiligt. Außerdem erhöhen sie die Gerinnungsfähigkeit des Blutes. Deshalb ist die Thrombosegefahr bei Einnahme der »Pille« in der Regel etwas erhöht. Bei Knochen fördern Östrogene den Aufbau. Sie senken auch den Cholesterinspiegel und schützen daher Frauen – zumindest bis zu den Wechseljahren – vor Gefäßverkalkung.

Die Gestagene

Hauptvertreter der Gestagene ist das Progesteron. Es wird überwiegend während der zweiten Zyklushälfte ausgeschüttet. Bildungsorte sind der Follikel im Eierstock und der Mutterkuchen. Die Hauptaufgabe der Gestagene besteht darin, die weiblichen Geschlechtsorgane für die Aufnahme und Reifung eines befruchteten Eis vorzubereiten und die Schwangerschaft zu erhalten.

In seltenen Fällen kann eine Vermehrung von HCG auch durch Tumoren der Plazenta oder des Eierstocks und bei Männern der Hoden bedingt sein.

Der Schwangerschaftstest

Ab dem Beginn einer Schwangerschaft wird vom Mutterkuchen (Plazenta) neben Östrogen und Progesteron ein weiteres Hormon in großen Mengen gebildet: das humane Choriongonadotropin (kurz: HCG). Es lässt sich üblicherweise ab dem 10. bis 14. Tag nach Ausbleiben der letzten Regelblutung sowohl im Serum als auch im Urin nachweisen. Die meisten Schwangerschaftstests beruhen auf dem Nachweis von HCG im Urin und haben eine relativ hohe Treffsicherheit.

Die wichtigsten peripheren Hormone

Hormon	Bildungsort	Funktion (vereinfacht)
Adrenalin, Noradrenalin	Nebennierenmark	Stoffwechsel, Kreislauf (»Stresshormone«)
Kortikosteroide	Nebennierenrinde	Stoffwechsel
Insulin, Glukagon	Bauchspeicheldrüse	Zuckerstoffwechsel
Kalzitonin	Schilddrüse	Knochenstoffwechsel, Herzerregung (Kalziumspiegel)
Parathormon	Nebenschilddrüsen	Herzerregung (Kalziumspiegel)
Östrogene	Eierstöcke	Weibliche Sexualhormone (Reifung, Fortpflanzung)
Gestagene (Progesteron)	Eierstöcke, Follikel	Weibliche Sexualhormone (Reifung, Fortpflanzung)
Testosteron	Hoden	Männliches Sexualhormon
Thyroxin (T4), Trijodthyronin (T3)	Schilddrüse	Reifung, Stoffwechsel
Prolaktin	Hypophyse	Fortpflanzung, Reifung

Die wichtigsten Hypophysenhormone

Hormon	Wirkung auf
FSH (follikelstimulierendes Hormon)	Hoden, Eierstöcke
LH (luteinisierendes Hormon)	Hoden, Eierstöcke
TSH (thyreotropes Hormon)	Schilddrüse

Neben den hier genannten wichtigsten Hormonen gibt es noch eine Vielzahl weiterer Botenstoffe, die von verschiedenen Organen im Körper oder auch von einzelnen Zellen gebildet werden und bei zahlreichen physiologischen Vorgängen, aber auch bei der Entstehung vieler Krankheiten eine Rolle spielen. Gerade auf diesem Gebiet gibt es allerdings noch viel zu erforschen.

Erläuterungen

Verwendete Abkürzungen, Maße und Einheiten

Abkürzung	Bezeichnung	Einheit für
g	Gramm	Gewicht
l	Liter	Volumen
m	Meter	Länge
mol	Mol	relative Molekülmasse (Stoffmenge)
U	Unit	Enzymeinheit (Enzymmenge)
sek	Sekunde	Zeit
min	Minute	Zeit
h	Stunde	Zeit
%	Prozent	Verhältnis
Mio	Million	Menge

Die in diesem Buch angegebenen Einheiten sind die gebräuchlichsten. Dennoch kann es sein, dass manche Labors andere Einheiten oder Dezimalfaktoren auf ihrem Befundbericht angeben. Auch im Ausland sind oft andere Angaben gebräuchlich. Selbst in Fachbüchern und Fachzeitschriften sind die Werte nicht immer einheitlich. Während Unterschiede bei den Dezimalfaktoren relativ leicht berechnet werden können, ist eine Umrechnung von Gewichtsangaben (Gramm oder Milligramm) in die Stoffmenge (Mol oder Millimol) ohne zusätzliche Kenntnisse nicht ohne weiteres möglich.

Dezimalfaktoren

Abkürzung	Vorsilbe	Faktor
d	dezi-	10^{-1}
m	milli-	10^{-3}
µ	mikro-	10^{-6}
n	nano-	10^{-9}

Hinweis

Die in diesem Buch angegebenen Normalwerte sind Durchschnittswerte für Erwachsene. Sie können – wenn auch nur geringfügig – von den Normalwerten jedes Labors abweichen. Gelegentlich werden auch andere Einheiten angegeben. Das sollten Sie beim Vergleich mit Ihren eigenen Laborbefunden berücksichtigen. In der Regel sind die vom jeweiligen Labor angegebenen Referenzwerte maßgebend. Fragen Sie in Zweifelsfällen immer Ihren Arzt.

Bitte beachten Sie auch, dass die hier angegebenen Werte bis auf wenige Ausnahmen nur für Erwachsene zutreffen. Für Kinder gelten, abhängig vom Alter, andere Referenzwerte.

Glossar

Akut: plötzlich einsetzend und rasch verlaufend (Gegensatz zu chronisch)
Allergen: körperfremder Stoff, der eine allergische Reaktion auslöst
Allergie: gesteigerte Reaktion auf körperfremde Stoffe
Aminosäure: einfachste Form von Eiweißbausteinen
Anämie: Blutarmut; Verminderung der roten Blutkörperchen und/oder des Hämoglobins
Anamnese: Krankengeschichte
Androgen: männliches Geschlechtshormon (Testosteron)
Antigen: körperfremder Stoff, auf den das Immunsystem mit der Bildung von Antikörpern reagiert
Antikörper (Immunglobulin): Eiweißstoff, der im Körper als Reaktion auf einen körperfremden Stoff (Antigen) gebildet wird
Arterie: Schlagader; Gefäß, das vom Herz wegführt
Arteriosklerose (Atherosklerose): Gefäßverkalkung
Ballaststoffe: faserreiche Nahrungsmittel (vor allem in Getreide, Gemüse, Früchten)
Bilirubin: Abbauprodukt des Hämoglobins, Gallenfarbstoff
Biopsie: Entnahme einer Gewebeprobe am Lebenden zur weiteren Untersuchung
Cholesterin: fettähnliche Substanz
Chronisch: lang dauernd (Gegensatz zu akut)
Diagnose: Erkennen und Bestimmen einer Krankheit
Elektrolyte: Mineralstoffe
Elektrophorese: Verfahren zur Auftrennung von Molekülen nach ihren physikalisch-chemischen Eigenschaften; wird vor allem bei der Aufschlüsselung von Eiweiß angewendet
Endokrinologie: Fachgebiet der (Inneren) Medizin, das sich mit Hormonen und deren Wirkung beschäftigt
Enzym (Ferment): Eiweißstoff, der den Stoffwechsel steuert und beschleunigt
Erythrozyt: rotes Blutkörperchen
Essenziell: bezieht sich auf lebensnotwendige Stoffe, die von außen über die Nahrung zugeführt werden müssen, da sie der Körper nicht selbst herstellen kann (z. B. Vitamine)
Extremität: Gliedmaße
Gerinnungsfaktoren: Stoffe im Blut, die an der Blutgerinnung beteiligt sind
Glukose: Kohlenhydratmolekül, zu dem der größte Teil der mit der Nahrung aufgenommenen Kohlenhydrate abgebaut und das ins Blut abgegeben wird
Granulozyt: Unterart von weißen Blutkörperchen
Hämatokrit: Anteil der Zellen am Gesamtvolumen des Blutes
Hämoglobin: roter Blutfarbstoff, der Sauerstoff bindet; Hauptbestandteil der roten Blutkörperchen
Harnsäure: Abbauprodukt aus dem Purinstoffwechsel
Harnstoff: Abbauprodukt aus dem Eiweißstoffwechsel

Hormone: von Hormondrüsen gebildete chemische Botenstoffe, die bestimmte physiologische Vorgänge im Körper steuern
Hypercholesterinämie: Cholesterinüberschuss im Blut
Hyperglykämie: Blutzuckererhöhung
Hypertonie: Bluthochdruck
Hyperurikämie: Harnsäureerhöhung im Blut
Hypoglykämie: Unterzucker im Blut
Hypophyse: Hirnanhangsdrüse
Hypotonie: niedriger Blutdruck
Immunglobulin: siehe Antikörper
Immunität: Unempfindlichkeit gegenüber bestimmten Krankheitserregern
Infektion: Übertragung, Eindringen und Vermehrung von Krankheitserregern im Körper
Insuffizienz: Funktionsschwäche, ungenügende Leistungsfähigkeit eines Organs
Insulin: Hormon der Bauchspeicheldrüse, das den Blutzuckerspiegel senkt
Kapillare: kleines Blutgefäß
Komplikation: Schwierigkeit oder Verschlimmerung eines Krankheitszustands oder -verlaufs
Leukämie (Leukose): Erkrankung des Knochenmarks, bei der es zu einer massiven Vermehrung der weißen Blutkörperchen kommt
Leukozyt: weißes Blutkörperchen
Lipoprotein: Molekül, das aus einem Eiweiß- und einem Fettanteil besteht
Liquor (cerebrospinalis): Gehirn-Rückenmark-Flüssigkeit
Lymphozyt: Unterart von weißen Blutkörperchen
Monozyt: Unterart von weißen Blutkörperchen
Ödem: Einlagerung von Flüssigkeit ins Gewebe
pH-Wert: Maß für den Säuregehalt einer Flüssigkeit
Plasma: Blutflüssigkeit ohne Blutzellen
Prophylaxe: Vorbeugung
Protein: Eiweißstoff
Punktion: Einstich in ein Blutgefäß oder Organ (zur Gewinnung von Untersuchungsmaterial)
Purin: Bestandteil der Nukleinsäuren (Erbsubstanz im Zellkern)
Retikulozyt: junger Erythrozyt
Rheumafaktor: Antikörper; dient zum Nachweis von rheumatischen Erkrankungen
Schock: akutes Kreislaufversagen mit mangelnder Blut- und Sauerstoffversorgung lebenswichtiger Organe
Serum: Blutflüssigkeit ohne Blutzellen und Gerinnungsfaktoren
Spurenelement: chemischer Stoff, der in winzigen Mengen (Spuren) im Körper und in Nahrungsmitteln vorhanden ist
Thrombose: Blutgerinnselbildung mit (teilweisem oder völligem) Verschluss eines Blutgefäßes
Thrombozyten: Blutplättchen
Transfusion: Übertragung von Blut oder Blutbestandteilen
Transplantation: Übertragung von Zellen, Geweben oder Organen
Triglyzeride (Neutralfette): Salze der Fettsäuren mit Glyzerin
Tumor: (gut- oder bösartige) Geschwulst
Vene: Blutgefäß, in dem das Blut zum Herz fließt
Vitamin: lebenswichtiger Stoff, der mit der Nahrung zugeführt werden muss, da er im Körper nicht gebildet werden kann

Über die Autorin

Dr. med. Dietlinde Burkhardt hat sich während ihrer mehrjährigen Tätigkeit als Ärztin in einer Universitätsklinik und in einer Praxis auf die Fachgebiete Dermatologie und Allergologie spezialisiert. Heute arbeitet sie als freie Autorin und Medizinjournalistin. Sie hat zahlreiche wissenschaftliche Beiträge in Fachzeitschriften sowie Bücher zu diesen Themen publiziert.

Literatur

Burkhardt, Dr. med. Dietlinde: Laborwerte. Was sich hinter Untersuchungsergebnissen verbirgt. Südwest Verlag. München 1998

Lucas, Prof. Dr. H.: Das Neue Große Gesundheitsbuch. Südwest Verlag. Sonderausgabe, München 1998

Lentz, Dr. med. Christiane: Was wirklich hilft bei Hepatitis. Südwest Verlag. München 1999

Hinweis

Das vorliegende Buch ist sorgfältig erarbeitet worden. Dennoch erfolgen alle Angaben ohne Gewähr. Weder Autorin noch Verlag können für eventuelle Nachteile oder Schäden, die aus den im Buch gemachten Hinweisen resultieren, eine Haftung übernehmen.

Bildnachweis

IFA-Bilderteam, München: Titel (Weststock), 1 (IT/tpl); Mauritius, Mittenwald: 2 (Mitterer), 4 (Mulvehill), 9, 24, 34, 72, 84 (Phototake), 13 (AGE), 16 (O´Brien), 54 (Rosenfeld), 79 (Habel); Südwest Verlag, München: 3 (Kracke), 30 (Archiv), 36 (Sperl), 64 (Gotovac), 68 (Pitzke); Transglobe, Hamburg: 44 (Tschanz/Hofmann); Heidi Velten, Leutkirch-Ausnang: U4

Impressum

Der Südwest Verlag ist ein Unternehmen der Verlagshaus Goethestraße GmbH & Co. KG.

Redaktion: Dr. Marion Onodi; Dr. Elfi Ledig

Redaktionsleitung und medizinische Fachberatung: Dr. med. Christiane Lentz

Bildredaktion: Ute Schoenenburg

Produktion: Manfred Metzger (Leitung); Annette Aatz; Dr. Erika Weigele-Ismael

Umschlag: Heinz Kraxenberger, München; Till Eiden

Layout/Satz: Mihriye Yücel

Druck: Color-Offset, München

Bindung: R. Oldenbourg, München

Printed in Germany

Gedruckt auf chlor- und säurearmem Papier

ISBN 3-517-07687-2

Register